「病院」診療の限界
「訪問」診療の未来

大村在幸
OHMURA ARIYUKI

JN229380

幻冬舎MC

はじめに

近年、「訪問診療」の重要性がクローズアップされています。背景にあるのは日本社会の超高齢化です。２０２５年、団塊の世代が75歳以上の後期高齢者となり、日本人の４人にひとりが高齢者という時代がやってきます。高齢者が増えれば、歩行困難などで外来通院が難しい人の数も増加するため、これまでの病院医療では治療困難なケースが多くなることが予測されます。

また、高齢化にともなって病の「慢性期」「終末期」を迎える患者が増えることも確実です。病気が慢性期や終末期に進行した場合、症状に対する対症療法だけでなく、日常的な生活面でのケアも必要になります。ところが、今でさえ患者数に対して相対的に不足している勤務医では、次から次へとやってくる外来患者の対応に忙殺されて、一人ひとりの患者に対してきめ細かなケアをすることが困難です。加えて政府も、社会保障費の削減を目的に、慢性期以降の患者を療養する病床の数を減らし、在宅医療へと促そうとしています。もはや、患者を迎え入れて治療を行うという従来の病院医療が、機能的に限界を迎えようとしていることは明らかです。

さらに、患者側のニーズに目を移してみても、訪問診療が求められている現状が浮かび上がってきます。慢性期、終末期を迎えた高齢の患者で、最後まで病院での治療を望む人は多くありません。2012年度に内閣府が行った「高齢者の健康に関する意識調査」では、1919人のうち54・6％が最期を迎えたい場所を「自宅」と答えています。「医療施設」と答えた人は27・7％にすぎません。しかし実際は医療施設で亡くなる人が8割を超えています。その理由は、患者の自宅や地域に24時間・365日対応のケアや医療を提供できる体制が整えられていないからです。

今後ますます病院外での医療の提供、つまり患者の自宅に赴いての訪問診療は重要性を増していきます。こうしたなかで医師が担う役割とはどのようなものなのか、求められる資質、知識、技術とは何なのか。それを明らかにするのが本書のテーマです。

私は医学部を卒業してから11年余りの歳月を、多数の診療科をもつ総合病院の勤務医として過ごしました。大病院という組織には、医療側の方法を優先して患者の個別性に対応できないようなシステムやルールが数多く存在します。また、効率化を要求されるあまり現場の医師は常に繁忙状態で、ひとりの患者を診られる時間は1回あたり数分というのが当たり前です。

そうした勤務医としての日々の中で私は常に診察に追われ、「患者一人ひとりに細やかな医療やケアを行うことができない」という悩みを抱えていました。どうすれば患者や家族の生活に密着したケアができるのだろうか――。総合病院に勤めながらも、病院での医療とは違ったケアの形を模索する日々が続いたのです。

そんななか、アメリカ発の「medical home（患者中心の医療）」という概念を知りました。厚生労働省の定義で「在宅療養支援診療所」という「しくみ」を利用すれば、在宅医療が必要な患者のかかりつけ医として、24時間365日体制で訪問診療が可能となります。日本の医師の世界ではまだあまり知られていない概念でしたが、私はこの「在宅医療」という考え方に強く惹かれ、独自に研究を重ねてきました。調べれば調べるほど、自分自身が在宅医療に参画したいという思いは強くなり、２００９年に総合病院を退職。生まれ育った横浜市瀬谷に「在宅療養支援診療所」を開業しました。現在は地域にいる１４０人以上の患者の自宅を回りながら医療に取り組んでいます。病院時代ずっと抱えていたジレンマは解消され、日々、心の充実を感じながら医療に邁進しています。

訪問診療では、病院では決して遭遇しないようなケースが生じたり、勤務医とはまったく違ったスキルや資質が求められたりします。そこで本書では、在宅医療のリアルな姿や現場で求められる能力を、私自身の経験を通して解説していきます。

訪問診療の実態は、患者側にも医療従事者側にもまだ充分には伝わっていません。本書が在宅医療に関心のある医療関係者の理解を深める一助になれば、著者として望外の喜びです。

大村在幸

「病院」診療の限界　「訪問」診療の未来　目次

［第2章］　急速にニーズを増す「地域に根ざした医療」とは？

訪問医という、医師としての新しい就業形態

［第1章］

超高齢社会で激増する慢性期疾患、病院勤務で患者を救うことの限界

超高齢社会に必要とされる在宅医療、訪問診療とは

日本では、今後高齢化社会が進行するにあたって、病の「慢性期」「終末期」を迎える患者が増えていきます。病院医療では、次から次へと外来患者がやってくるため、一人ひとりに対して丁寧なケアを実現することは不可能な現実があります。

その状況を打破することができるのが、「訪問医療」なのです。

訪問診療というと「往診と、どう違うの?」と聞かれることがよくあります。
訪問診療と往診は、どちらも「在宅医療」という名称でくくられる医療であることに変わりはありません。

在宅医療は「外来通院医療」「入院医療」に次ぐ第三の医療形態といわれ、患者の自宅で提供される医療全般を指しています。この場合の「自宅」とは、たとえば老人ホームや

グループホームなど、その患者が生活している居住型施設を含みます。
広義でいう在宅医療は、在宅療養に必要な医療的ケア全般を指します。医師のほか歯科医師、看護師、薬剤師などが関わる分野がありますが、そのうち医師の関わり方で見ると、在宅医療は「訪問診療」と「往診」に分けられます。

往診は、体の具合が悪くなったとき外来受診する代わりに、医師に自宅へ来てもらって受ける診療です。往診に応じている医療機関であれば、誰でも依頼することができます。
一方の訪問診療は、病気や障害のため外来通院が困難な状況にある患者のもとへ、医師が定期的に訪ねて行なう診療です。定期的というのは月1回以上（患者の必要に応じて頻度を設定します）ですが、それ以外にも、具合が悪くなったときなどいつでも往診を受けられます。つまり訪問診療とは、外来通院が困難な患者の自宅で、特定の医師が「かかりつけ医」として行なう診療のことをいいます。

「往診は知っているが、訪問診療というものは聞いたことがない」と言う人も多いかもしれません。今から10年ほど前まで、医師による在宅医療といえば概ね往診のことを指していました。そこに訪問診療が加わったのは、２００６年の医療法の改正で「在宅療養支援診療所」という制度が新設されてからです。

在宅療養支援診療所は簡単にいえば訪問診療医のいる診療所のことですが、比較的新しい「平成26年度診療報酬改定の概要【在宅医療】」を見ると、次のように定義しています。

在宅療養支援診療所

地域において在宅医療を支える24時間の窓口として、他の病院、診療所等と連携を図りつつ、24時間往診、訪問看護等を提供する診療所

【主な施設基準】

① 診療所
② 24時間、連絡を受ける体制を確保している
③ 24時間、往診が可能である

④ 24時間、訪問看護が可能である
⑤ 緊急時に入院できる病床を確保している
⑥ 連携する保険医療機関、訪問看護ステーションに、適切に患者の情報を提供している
⑦ 年に1回、看取りの数を報告している
注：③④⑤の往診、訪問看護、緊急時の病床確保については、連携する保険医療機関や訪問看護ステーションにおける対応でも可

なお、在宅療養支援診療所のほかに「在宅療養支援病院」があり、こちらは上記の【主な施設基準】の①が《200床未満の病院、または4キロメートル以内に診療所のない病院》となっています。

勤務医から訪問診療医に移り変わった直接のきっかけ

私は病院勤務を続けるなかで、病院医療の限界を感じるとともに訪問医療の重要性を実

感じました。

そして、２００９（平成21）年に在宅療養支援診療所「せや在宅クリニック」を開き、訪問診療医になりました。それまでは病院の勤務医でしたから、在宅医療ではなく、外来・通院医療や入院医療に携わっていたことになります。

訪問診療医を志したきっかけは、２００７年夏、自分の受け持っている慢性疾患の患児が退院して在宅療養に移ることになったときでした。そのころ、私は神奈川県立こども医療センターの総合診療科で小児科医をしていました。

患者が入院療養から在宅療養へ移る際、病院は退院後も安定した療養生活を送ることができるように「退院支援」というものを行ないます。患者やその家族に自宅で必要な医療的ケアの説明をしたり、自宅周辺の地域社会資源を活用する方法を伝えたり、担当の訪問看護師に病状や療養に関する引き継ぎをしたりすることです。

その患児は小学生でしたので、退院後の外来受診の際、一緒に来た担任の先生から学校生活についての質問を受けたりもしました。入院療養から在宅療養に変わるということは、そうした学校や地域のような「社会」と関わる生活に戻るということでもあります。患者や家族はそれまで病院内で済ませてきたことを、すべて自力で行なわなければなりません。私はそのプロセスを目の当たりにし、「社会に出たあとも、いろいろな局面があって大変なんだな」と改めて感じました。

退院後の生活が気になり、現在のシステムでは具体的にどのような在宅医療を受けられるのか、仕事の合間を縫って個人的に調べてみました。そのとき知ったのが、２００２年にＷＨＯ（世界保健機関）が提唱した「Innovative Care for Chronic Conditions Framework」（以下「ＩＣＣＣフレームワーク」）という概念です。

このＩＣＣＣフレームワークの詳しい内容は、ＷＨＯの公式サイトで見ることができます。現在はさまざまな形で翻訳されていますが、本書ではＩＣＣＣフレームワーク＝「慢性疾患の管理でよい結果を得るための枠組み」という訳語を使いたいと思います。

私が読んでいた「在宅酸素療法マニュアル」の中でＩＣＣＣフレームワークについて触

れられており、それと原文を照らし合わせながら読んでみました。すると、患者と家族が自宅で療養生活をしていくために必要なケアとして「3層構造」という図が載っていました。

簡単にいうと、患者と家族を取り巻く環境の構造を示す図です。まずミクロレベルの「ヘルスケアチーム」と「コミュニティーのパートナー」がいて、メゾレベルに「医療機関」と「地域の機関」があり、マクロレベルには「政策」がある、それらが協力し合ってうまく機能することで、良好な在宅療養は維持される、ということを表していました。

それを見てなるほどと思いながら、「そのなかで、医師の役割は?」と自分に関係しそうな部分を探してみました。ヘルスケアチームの中の項目に、「往診医」がありました。

私はそれを見てすこし驚きました。往診医は昔のもの、古きよき時代の日本にあった、懐かしいお医者さんの姿だと思っていたからです。近所の医院（診療所）の扉を叩いて「子どもが熱を出しました、来てください」と頼むような光景は、一定の年齢より上の人が共通してもつ昭和時代の思い出ではないでしょうか。

現在の医療は大型の病院や総合病院が増え、家の近所で気軽に受診できるような医院(診療所)が減りました。あっても医師の自宅が併設されていないと、どうしても診療時間内しか往診を受け付けられません。診療時間内でも手の空いた医師がいるか、外来患者がいないときでないと往診は困難です。現代は緊急の場合、救急車を呼んだり、自家用車で救急病院へ運んだりするケースが一般的になっています。

なのに2002年発表のWHOの文書でありながら、慢性疾患の患者の診療を担当する医師の名称として「往診医」と書かれていました。私は「日本には今、往診に応じる医師がほとんどいないのに、どうすればいいのだろう」と思いました。と同時に、ちょっと嬉しくもなりました。

なぜ嬉しくなったのかというと、ひとつには往診医という言葉に郷愁を覚えたことがあります。しかしそれだけではなく、ふと「そういう形で、慢性疾患の患者や家族の療養に関われる医者の仕事はいいな」と感じたのです。そして「今ならもしかして、僕自身がそうした医者になれるのではないか?」と考え始めるに至りました。

少し前から、患者や家族の抱える困難を減らすために何か支援できることはないか、患者や家族ともっと深い信頼関係を築くことはできないか、とあれこれ模索していました。病院の勤務医として可能な範囲内でいくつかの方法を試したりもしましたが、さまざまな理由で、実現は難しいと感じるようになっていました。

私はWHOのICCフレームワークの文書をきっかけに、それまでよく知らなかった在宅療養支援診療所という施設の制度と、訪問診療医の仕事の内容についても調べてみました。そして「訪問診療医は地域社会にもっと必要だ」「信頼できる訪問診療医がいれば、入院患者が在宅療養に移っても安心だ」と徐々に思考を広げ、「今の僕なら訪問診療医を務められる」という確信にたどり着いて、訪問診療医になる決意をしたのです。

では、なぜ訪問診療医が必要だと思ったのか。今なら私自身が訪問診療医になれると、なぜ考えるに至ったのか。

夢は地域医療、そのために選んだ研修先の条件

「医者になりたい」と思ったとき、「医者になって何をしたいか」は人によって異なります。根底には同じように「患者の病気を治したい」という願望があるものでしょうが、それに対するアプローチの方向性は、病気の新しい治療法を開発したい人、病原菌の研究をしたい人、手術のテクニックを向上させたい人などさまざまです。

私の場合、初めから「地域医療に携わりたい」と思って医学部に入りました。無医村へ赴く僻地医療でもいいし、医療に恵まれない国で働く医師団の一員でもいい。とにかく現場の、目の前の患者一人ひとりに接して治療し、できればその人が治ったあとも、たまにどこかで顔を合わせて様子を聞いたり、世間話をしたりできるような環境のなかで、医者という仕事を続けていけたらいいなと思っていました。

2000年に連載が始まった『Dr.コトー診療所』(山田貴敏/小学館ヤングサンデーコ

ミックス）という漫画があります。東京の大学附属病院に勤めていた青年医師が離島の診療所に赴任し、患者の治療を通して島民の信頼を得ていくといった内容です。２０００年には私はすでに医者になっていましたが、人に教えられて読んでみると、私が夢に描いた医師像に似ていると感じました。

学生時代はアルバイトでお金が貯まると海外へ行きました。モロッコ、タイ、イスラエル、インドネシアなどを旅しながら「医者になった自分がここに来たら、何ができるだろうか」とつねに考えました。

たとえば赤十字の学生奉仕団に参加して行ったバリ島の隣のロンボク島は、現在より衛生状態がとても悪く、ここにまず必要なのは公衆衛生面を整備したり、人々に衛生観念を広めたりする行政の力だと感じました。医師が加わるとしても、後藤新平のように政治的なことも動かせるタイプの人が適任でしょう。私が目指すタイプの医師がひとり増えたぐらいでは、この状況はどうすることもできないと思われました。私の憧れは後藤新平ではなく、子どものころに伝記を読んだアルベルト・シュヴァイツァーのような医師でした。

医大を卒業して研修医になるときも、将来、地域医療に携わったときに必要と思われることを考えて進路を選びました。

たとえば、風邪の診療は内科医が担当します。ケガの治療や手術は外科医の仕事です。そのほか小児科、産婦人科、皮膚科、精神科など、医師にはさまざまな専門分野があります。地域医療で役立つのは、それらの幅広い医療を提供できるオールラウンドの医師です。そう考えた私は、「なるべく多くの診療科で臨床経験を積む」ということを当面の目標に掲げました。

私の母校の横浜市立大学は、医学部を卒業すると大学附属病院の研修医になることができます。当時の研修はローテート方式といって、自分の希望する複数の診療科を経験して計2年間の研修を終えるシステムです。研修期間は内科・外科・産婦人科・小児科は各半年、そのほかの耳鼻咽喉科や整形外科などは各3ヵ月と決まっていました。

私のように多くの診療科を経験したい医者の卵には、一見、打ってつけの研修システムのように思われます。しかし3ヵ月や半年といった研修期間では、短すぎると感じました。おそらく新しい環境に慣れてその専門分野について学ぼうとしたころには、もう次の診療科へ移らなければなりません。それでは私のような希望をもっている者にとっては、各科の臨床をしっかり経験したことにはならず、どれも物足りない結果で終わってしまいそうだと思われたのです。

そこで母校の附属病院以外の、新人研修医を受け入れている病院を探しました。内科なら内科で自分の納得がいくまで技術と知識を吸収し、全体像が摑めたら次に外科へ行って外科の勉強をするというように、自分で研修先をコーディネートして、必要な経験を積んでいこうと考えました。

少なくとも私の知る範囲では、このような形で進路を選んだ同期生や先輩はほかにいません。何科の専門医になるか。就職先として、その医局の人間関係や環境はどのような状態か。周囲の医大生の関心事は、そういう傾向の話がほとんどでした。

ですから友人たちの多くは、母校のローテート研修で専攻したい診療科を選び、その道の専門医を目指して進んでいきました。私はこのあと進んだ内科でも外科でも、専門医の資格を得るには1年ずつ足りないまま次の診療科に移りました。医者になってもうすぐ20年目に入りますが、今もって専門医の資格はひとつももっていないのです。

医師としては、かなりマイナーな道を選んできたと自覚しています。しかし後悔はしていません。訪問診療医になって「地域医療に携わりたい」という夢が実現した現在、学生時代に描いた青写真のとおりに進むことができたのではないかと感じます。

粘り強く現場にいて学んだ内科研修医時代

最適な研修先を探して、地域医療科のある大学病院で宿泊研修コースに参加したり、研修病院として有名なところを見にいったりするなかで、私が選んだのは東京都墨田区にある「社会福祉法人同愛記念病院」でした。ここなら早い時期から主体的に診療できるだろうと思い、試験を受けて1998年4月、内科の臨床研修医になりました。

「主体的に」というのは、指導医が付いて手取り足取り教えてくれるのではなく、現場の即戦力の一端として、診療にあたることができるという意味です。病院によっては、研修指導医の補佐が手厚いところがあります。それはそれで安心して学べるのですが、診療に必要な実技を身につける速度はどうしても遅くなるだろうと考えました。

実際に入ってみると、期待どおりの研修内容でした。もちろん最初は危険性の少ない症状の患者から担当しますし、ベテランの看護師と2年目の研修医が1年目の研修医の経験の足りないところを補佐してくれました。それでも入院患者の採血や点滴に回ったり、研修を始めて半年後から当直医のローテーションに加わったり、先輩医師との緊密な連携のもとに、早く自立して一人前の医師として働くことを求められる職場でした。

内科は体の臓器（内臓）全般を、外科的手術によらない方法で診療する科です。当時、同愛記念病院の内科は一般内科のほか消化器内科、腎臓内科、血液内科などの専門医がいましたが、どの先生も専門以外の入院患者も担当していました。

最初は仕事を憶えるのに懸命でした。これはおそらく、どんな仕事に就いても同じ過程を踏むものだと思います。職種や職場の全体像を把握する前に、まず与えられた役目を手探りで始め、それが複数あれば混乱しないように注意し、言われたとおりのことをできるようになって、少しずつ自分でものを考えられるようになる。そのようにして内科医の務めに慣れていきました。

研修医は私の学年にもうひとりと、先輩ふたりの計4人でした。勉強会も頻繁にあり、専門医の先生から心エコー、腹部エコー、CT、心電図、脳波などの診断について学ぶというようなことをほとんどマンツーマンで指導してもらいました。

また、それ以上に勉強になったと感じるのは、各内科の専門の先生が入院患者を診療するときに同行させてもらったことです。前述のように、当時のこの病院は内科が内科全般を診ましたので、内科医のなかには消化器内科が専門の医師もいれば、循環器内科、腎臓内科が専門の医師、血液内科が専門の医師など、内科の専門医が揃っていました。

研修医も1年目から10~15人の入院患者を担当しましたが、院長回診では40~50名の病棟のすべての患者をプレゼンテーションし、病棟で急変した患者がいれば担当患者でなくても、蘇生術をはじめとする初療の処置に当たりました。他の病棟で急変患者が出たときも、その病棟で働いている他の研修医から連絡をもらい、何かひとつでも処置に参加するためにかけつけました。

当直は研修1年目の9月から務めました。その夜は病院全体で自分しか内科当直医がいません。何か大変なことが起きたらどうすればいいだろうと、初めはさすがに少し不安でした。


循環器の患者をまだ担当したことがない時に心不全の患者を入院させたことがありました。点滴や酸素投与などはそつなく指示を出せましたが、安静度、飲水制限や尿量の計測などの指示は看護師がサポートしてくれました。

その病棟は循環器の病棟ではなかったのに「現場の看護師さんはすごいな」と思いました。

総合的な医療という角度で考えると、医師より看護師のほうが幅広い分野の医療に精通しているものなのかもしれません。医師は基本的に専門分野が決まっていて、いわば「その診療科の人間」として仕事をします。ところが看護師は異動などによって、いろいろな診療科の仕事を経験している人が多いのです。

たとえば内科の病棟にもかかわらず子どもが小児科から入院してきたり、外科の個室が足りないからと術後の患者が内科の個室に入ってきたりします。内科病棟の看護師なのに「小児科の経験があります」「前は外科にいましたから」と難なく仕事をこなす人が少なくありませんでした。

もとより医師と看護師では、担当する業務が異なります。しかし病気と闘う患者を前にしたとき、看護師は非常に頼りになる存在だと痛感して今に至っています。

そんなふうに内科医の仕事を懸命に学びましたが、今になって振り返れば、さほど過酷な修業時代ではありませんでした。その分、粘り強く現場にいて、ひとつでも多くの経験をさせてもらおうと貪欲に働いた記憶があります。患者側の視点に立てば不謹慎に聞こえるかもしれませんが、医師にとっては診察や治療の一つひとつが、よりよい医師になるために必要な経験の蓄積につながるのです。

実際、もっと忙しい職場はその後、何ヵ所も経験することになりました。それに内科は手術を覚えなければならない外科などに比べると、技術的に修練の必要な仕事が少ない診療科です。内科に不可欠の知識や経験は、2年間の研修である程度、蓄積することができたのではないかと感じました。

良好な状態で退院した担当患者が1週間後に亡くなっていた

このころの思い出で、忘れられない出来事がひとつあります。研修2年目のある日、病院へ向かう途中のお寺で葬儀が行なわれていました。門前に掲げられた故人の名前を見ると、1週間前に退院したばかりの、私が担当していた患者さんでした。

80歳代の男性で脳梗塞を患い、本人も家族も、もちろん私たち病院側も懸命に療養して、ようやく良好な状態で退院にこぎつけたはずでした。口から食事を摂れるようにもなっていたし、あとは緩やかに自宅での生活に慣れ、再発だけには気をつけて、健康な日常を取り戻してほしいと思いながら送り出したのです。

詳しい死因や事情は何もわかりません。飲み込みの機能が悪くて窒息状態になる場合や、肺炎を起こす場合もあります。しかし病院の近所に住んでいる方でしたから、何かあればすぐ来院できたと思います。来院すれば、入院時の担当医だった私に何らかの連絡が入ります。

でも私はその患者さんについて、職場で話したり聞いたりすることはしませんでした。自分が知らなかったことより、その患者さんが亡くなられたこと自体がショックだったのです。「何かが欠けていたのだ」と思いました。今ならわかりますが、当時はそれが何か、気づくことができませんでした。

自分では患者の立場になって親身に診療しているつもりでも、たとえば病院では、患者の日常生活について詳しく聞くようなことはしません。職業歴など書類に書かなければならないことは質問しますが、その仕事をどんなタイムスケジュールで続けているか、家では誰と暮らしていて、どのような内容の食事を何時ごろ摂っているかといったことまでは、医師側から踏み込んで把握する機会も時間もないのです。

「自宅での日常生活が、入院中の生活から急に変わったのかな」と考えたとき、その人の

〝日常〟をまったく思い浮かべることができない自分に落胆しました。これでは親身なのは入院中だけで、退院後のことは患者の自己責任、自分や病院は関知しないと言っているようなものではないかと感じました。

このことは今に至るまで、ずっと心に残っています。病院医療の領域と限界を考える、貴重な経験の発端となったのです。

外科へ移って肺癌と一般外科の手術を担当

2年間の内科臨床研修を終えたあと、2000年度から、同じ同愛記念病院の外科へ移らせてもらいました。

内科は内臓の疾病全般を担当しますが、開腹して手術するのは外科の仕事です。内視鏡検査や、消化器癌の術後に行なう化学療法、緩和ケアなども、当時の同病院は外科医が担当していました。

そのため内科で診療しながら「おなかの中を実際に見なければ、内科領域のことでも理解が浅いままだ」と感じ、外科の臨床研修を受けたいと考えたのです。科を変えて研修を受けるのは異例のことですが、幸い、私のそうした希望を理解してくださる外科の先生に拾っていただきました。

同愛記念病院の外科では、研修医として2年間、そのあと呼吸器外科と一般外科（消化器）の手術を担当する常勤医として1年間の、計3年間を過ごしました。最初の半年間は内科研修のスタート時と同じく、わけもわからず無我夢中で働くといった状態でした。

一般に内科は診断学、外科は治療学が中心です。外科が扱う病気の種類は内科ほど多くありませんが、手術自体の技術を身につけるには、相応の期間と治療経験の回数が必要です。手術それぞれの意味や術後の判断、たとえば「なぜこれが標準術式なのか」とか「こういう持病のある人はこの種類の合併症に注意して手術しなければならない」というようなことを、ひととおり理解できるようになるまで3年ほどかかりました。

私の実感ではどの診療科も、学校の座学で勉強したことを本当に理解できるのは2年目以降でした。1年ぐらい現場で夢中になって実践すると、急に視界がぱっと開けるように仕事の内容や論理が見えてきます。そのまま続けると2～3年目に理解が深まり、4年目にはほぼ全体像を把握できます。

外科は3年間の経験で「あとは、手術がうまくなるかどうかだけだな」と思うようになりました。私は手術志向のない医者なので、特にそう感じたのかもしれません。

外科医のなかには「手術自体が好き」と言う人たちがいます。心臓や脳など人体そのものに興味があり、自分の力でそれを修復すること、難しい手術に挑戦してレベルをどんどんアップしていくことなどに、医師としての生き甲斐を感じる人たちです。手術は体力的にハードな仕事で、好きでなければ続けられないところがあるのです。

できない仕事ができるようになっていくのは、その人個人にとって楽しく、自分の進歩を実感できることです。その気持ちは理解できますが、私の場合、医学への興味はつねに患者に繋がっていました。

そもそも外科への異動を希望した理由は、手術自体をある程度まで身につけるのと同時に、手術を受けた患者の体がどのような段階を経て回復するか、手術して再建した消化管はどう変化するかといったことを知っておきたいと思ったからです。今でも正直にいえば、医学自体を追求することにはあまり興味がありません。私にとって医学は、人を助けるためのツールにすぎないのかなと感じたりします。

医学的正解より優先させるべきことを知った患者のクレーム

この時期、「患者にとっては、医学的な正しさより大事なものがあるのではないか」と感じる出来事がありました。

その患者は70歳代の女性で、胃癌から肝臓への転移が見られました。かなり進行していたので手術をしない治療法も考えられましたが、ご本人が「手術してほしい」という意向でした。

執刀医の私が外科3年目の駆け出しですから、ベテランの先生が第一助手につき、後輩研修医の第二助手と3人で、8時間にわたる手術を行ないました。胃と肝臓の腫瘍を可能な限り切除し、取れない腫瘍は死滅するような薬を入れるという処置でした。
手術は成功し、術後の管理が大変でしたが、すべて順調に進んで1ヵ月後に退院されました。しかし退院後に抗癌剤治療を続けていたにもかかわらず、肝臓の、手術の時点では転移が見られなかった部分に腫瘍が現れました。

そうなると再び入院し、新しい治療を始めなければなりません。体内にカテーテルを入れ、定期的に肝臓の腫瘍に抗癌剤を投与する化学療法です。
その治療を行なっている入院中に、腫瘍の一部が破裂してしまいました。体内に出血してかなりの痛みが生じますが、止血や輸血など処置をし、患者さんも協力的に耐えてくれました。

状態が治まったあとは頻繁に病室を訪ねて診察し、必要な検査をして経過を注視しました。手術のころから数えるとすでに長いおつきあいになり、患者さんとの信頼関係も良好だなと感じていました。私にとっても、困難な手術と術後治療をともに耐えた相手です。

何とかよくなってほしいと、思い入れが強くなるのが正直なところでした。

ところがある日、いつものように病室へ行くと、私に対する応答がよそよそしく思われました。気のせいではないと感じて本人に聞いてみると、「先生はこの2日間、おなかを触ってくれない」という返事でした。

その時点のこの患者さんは、痛みもなくなり、おちついておりました。検査の経過も良かったのです。


しかし、おなかを触ることに医学的な関連がなくても、高齢の患者は何らかのスキンシップで安心を深めてくれる場合があります。そのときもそんなつもりで患部のおなかに触れていたのですが、患者側は「診察に必要な作業」と受けとめ、触れないのは「きちんと診察してくれなくなった」証しであると思われたのです。

私はできる限り説明して、診察に手を抜いているわけではないと誤解を解こうとしました。家族の方たちは「うちのおばあちゃんは気分屋だから、気にしないでください」と笑っていました。けれど患者さんのほうも私に心を開いてくれていただけに、その後、元どおりの関係に修復するまでかなりの時間を要しました。

この経験で、私は「患者に対するときは、その人その人に合った行動をとらなければならない」と感じました。医学的に必要のないことでも、患者にとっては必要なことが確かにあるのです。

たとえば、体調が悪いと感じて来院した患者がいたとします。診察しても異常は見られない、疲労の蓄積と睡眠不足による体調不良と考えられる。だから「心配いりませんよ。家で一日よく眠って、安静に過ごしてください」と何の治療も施さないで終わらせると、「何もしないで済んでよかった」と思う患者もいれば、「具合が悪い体でわざわざ来たのに、医者は点滴の1本も打ってくれなかった」と思う患者もいます。

不満を抱えて帰った患者は、精神的なストレスが増えて体調を悪化させてしまうかもしれません。医者が相手にするのは患者という人間です。医学的に正しいことも大切ですが、それ以上に患者のニーズを、患者が「必要」と感じている医療を提供するのが医者の務めだと、私はそのときの経験で考えるようになりました。

訪問診療医になった今は、こちらにとって必要な診察が終わると患者に直接「ほかに何か、してほしいことはありますか?」と聞きます。本人に聞くのがいちばん早くて、その希望に沿えないときは「こういう理由で、今は難しいですね」とちゃんと説明できます。

70歳代のあの患者さんはもう一度退院して、外来で通院する生活を何ヵ月か続けたあと亡くなられました。その間にご家族の言うとおり、信頼を取り戻せてホッとしましたが、あのときのクレームは、訪問診療医として忘れてはならないことを教えてくれたのだと深く心にとどめています。

緊急手術が必要な疾患を診療するため救急外来のある病院へ

外科に移って丸3年が経過したあと、次に、救急外来のある病院を探しました。同愛記念病院は救急の受け入れ件数が少なく、それも受診中の患者の容体が悪くなった場合のみに限られていました。急性虫垂炎や急性胆のう炎などによる腹膜炎などを「外科的緊急疾患」といいますが、そうした緊急を要する手術にも対応できるようになりたいと思ったのです。

このときは同愛記念病院で上司だった先生が移られた海老名総合病院に入職しました。海老名総合病院は二次救急を行なっている病院です。

同愛記念病院の外科で私が担当した症例は癌がほとんどでしたが、海老名総合病院では1日に5件の緊急手術が入ることもあり、新入りの私も、とにかく手術をこなすというような忙しさでした。

普段は一般外科の外来診療や手術に加え、同愛記念病院ではベテランの専門医が担当することの多かった肝胆膵（肝臓・胆道・膵臓）の患者も担当させてもらいました。そのほか月に1～2回の頻度で当直医を担当しました。

当直は整形外科や形成外科に関わる外傷の患者も少なくありません。たとえば骨折など外傷の場合、患部の位置によって初期治療の作法が細かく異なります。切創挫創でも傷口を洗ったり縫ったりといったことはそれなりに経験していましたが、自分にはもっと幅広い外傷をはじめ外因性疾患に対応するための勉強が必要だと感じるようになりました。

そこで次は、二次救急より高度な三次救急を行なっている就職口を探しました。「前橋赤十字病院高度救命救急センター」に採用されたのは２００４年10月のことです。

心肺停止や重症の患者を診た高度救命救急センター

群馬県前橋市の前橋赤十字病院は、日本赤十字社の群馬県支部が運営する総合病院です。２００３年３月に高度救命救急センターとして認可され、県内全域を対象とする高度な救急医療を行なっています。

救命救急センターというのは、一次救急や二次救急の医療機関から転送されてきた重篤な患者を診療する24時間体制の医療機関です。そのなかで高度救命救急センターは広範囲熱傷（重度のやけど）、急性中毒、指肢切断などにも対応する高度な救急医療を備えた機関を指し、現在は全国36施設が厚生労働大臣によって定められています。

前橋赤十字病院の高度救命救急センターはＩＣＵ（集中治療室）６床、ＣＣＵ（冠状動脈疾患集中治療室）６床、ＳＣＵ（脳卒中集中治療室）４床、救命救急病床14床の計30床を備えており、毎年約2万名の救急外来患者と、約５０００名の救急入院患者を受け入れています。

私はそこで救急とＩＣＵの医師を務めました。

ここでの診療は、運ばれてきた患者の最初の処置、多発外傷や広範囲熱傷、薬物中毒などの外因性疾患の全身管理、心肺停止で来た患者の診察という3つが基本的な役割です。高度救命救急センターのＩＣＵにはいくつかの体制があり、救急外来の患者のみを受け入れているところもありますが、ここは術後の重い患者も受け入れていました。

三次救急ですから心肺停止の人や、多発外傷、全身熱傷、自殺のため農薬を飲んだ人など、重症・重体の患者が頻繁に来ました。最初のころは精神的なつらさを抱え込みそうになりましたが、医者が状況に感情を左右されては正しく適切な診療が行なえません。

私は今でも情に流されやすいタイプだと自覚しています。患者のためを思ってしたつもりのことが、長い目で見ると、患者の良好な療養生活の妨げになってしまう場合もあります。

こども医療センターで小児科医の研修、翌年は医長に

前橋赤十字病院の高度救命救急センターに1年半いたあと、最後に「神奈川県立こども医療センター」へ転職しました。きっかけは、高度救命救急センターのICUで生後1ヵ月の男の子の診療を担当したことでした。

その患児はショック状態で運ばれてきました。もともと先天性の副腎不全があったようです。

私は高度救命救急センターに来てから1年以上が経つのに、子どもの患者を担当するのは初めてでした。そのくらい件数が少ないのですが、小児科は治療の方法が大人の患者の場合と大きく異なります。たとえば点滴の入れ方や、採血の仕方、人工呼吸器の設定なども大人の患者とは違うのです。

何をどうすればいいいか、困り果てました。

私も子どもに関する医療をもっと学ばなくてはと思いましたが、1年にひとりしか子ど

もを担当する機会がない状況では経験を積むことができません。そこで2006年4月、神奈川県立こども医療センターの採用試験を受けて小児科の研修医になりました。

地方独立行政法人神奈川県立病院機構が運営する神奈川県立こども医療センターは、全国初の福祉施設を併設した小児専門の総合病院です。県内唯一の小児がん拠点病院でもあり、周産期医療部門として新生児科、母体の内科、産婦人科も備えています。

小児科とひと口にいっても、診療科は大人の医療と同じように内科、外科、整形外科、皮膚科など20種以上の専門に分かれます。福祉施設としては障害児入所施設局に肢体不自由児施設と重症心身障害児施設があり、また、子どもたちが学びながら治療を受けられる県立横浜南養護学校も併設しています。

私はそのなかで、総合医療部門の総合診療科に配属されました。最初の1年間は、それまでの研修医時代と同じように無我夢中でした。

総合診療科の主な仕事は、総合診療科外来と救急外来の診療そして入院患児の治療です。診療内容は、一般小児科疾患、基礎疾患を有する患児の小児科疾患、外科系各科の疾患に対して、それぞれの科に協力し外来患児・入院患児を診療すること、複数の科で診療を受けている患児や在宅医療を要する患児への対応、ネグレクト・被虐待児への対応などです。私が入ったときは前年の2005年4月に総合診療科が開設されたばかりで、専任医師ひとり、併任医師4人の体制でした。2006年度から研修医ふたりが加わり、そのひとりが私ということになります。

開設した2005年度の新患数は88名でしたが、2006年度は前半期だけで250名を超え、その後も知名度の高まりとともに患児数が増え続けました。当然のように医師も目が回るほどの忙しさで、研修の1年間が終わっても精神的・時間的な余裕はほとんどないままでした。

私は研修期間（小児科専攻医＝シニアレジデント）を含めると3年間ここに勤め、2年目には総合診療科医長になりました。しかし、これは自動的に役職が回ってきたようなものです。それ以上に、同センターの人員体制が途中で変わったことが私に影響を及ぼしました。私の下にシニアレジデントがついたおかげで被虐待児・ネグレクトなど社会的対応が難しい入院患児の担当になり、私が担当する入院患児が減り、時間的に余裕ができたのでいろいろなことを考えられるようになったのです。

障害児と家族の苦労を軽減するために何ができるか

こども医療センターには、さまざまな疾患を抱える子どもたちがやってきました。肢体不自由児と重症心身障害児の入所施設を併設していることもあり、慢性疾患や重い障害のある患児が多く来院するのが特徴です。たとえば四肢・体幹に変形や機能障害があってまったく動けない患児、重度の知的障害と肢体不自由を併せもった患児、難治性てんかんで発達障害を抱えて寝たきりの患児、気管を切開して人工呼吸器をつけている患児などが来ます。

医者になってから約9年間に複数の病院で診療したにもかかわらず、それまで私はそのような患者を担当したことも、院内で見かけたこともまったくありませんでした。聞いたことのない病名もいろいろあって、最初はまるで外国へ来たようだと感じました。そして、普通に呼吸をすることさえ機械に頼らなければならないのですから、本人のみならず保護者も大きな苦労を背負っているのだと知りました。

そういう子どもたちは、風邪ひとつ引いても治すまでが大変です。風邪やインフルエンザが流行すると、救急外来の件数が途端に増えました。風邪なら近所の小児科へ行けばいいと思われるかもしれませんが、慢性疾患や障害を抱えている人は車椅子や人工呼吸器、酸素ボンベなどを装備する場合が少なくありません。近所の医院では間口が狭くて診察室に入れなかったり、エレベーターが小さすぎたり、また、地元では人の目が気になるという保護者もいました。

あるときは深夜、遠いところからお母さんが風邪の子どもを自家用車で連れてきました。重度の心身障害のある患児でした。

血液検査やレントゲン撮影などのあと治療をして、通常なら「経過が悪かったら、また連れて来てくださいね」と送り出すところですが、風邪を引くと頻繁に痰を吸引しなくてはならないので帰るタイミングがありません。往きの運転だけで、お母さんも疲れきっていました。そのまま朝まで病院に泊まることになり、お母さんはベッドの横で仮眠して、眠そうな目をこすりながら帰っていきました。

当時の神奈川県立こども医療センターは、以前勤めた病院に比べて救急外来の当番日が倍近くありました。それだけ多くの患児とその家族に接し、大変なことや理不尽なこと、対策はないものかと考えることなど、いろいろな思いを感じ取る機会があったわけです。

けれど前述のように、1年目は多忙を極め、これといった行動を起こさないまま過ごしてしまいました。何かをじっくり考える暇がなく、ひたすら業務をこなす日々だったのです。患児が目の前にいるときは心配しても、本当には問題点を見つめていなかったのかもしれません。

それが2年目に入って時間的な余裕が生まれ、診療の合間に患児のカルテを注意深く見直したり、気になったことを文献で調べたりできるようになりました。

そのとき、まず最初に考えたのは「どうすれば患児や家族の苦労を軽減できるだろうか」ということでした。

［第2章］

急速にニーズを増す「地域に根ざした医療」とは？
訪問医という、医師としての新しい就業形態

訪問診療医のアイデンティティーを支える3つの柱――

①メディカルホーム（患者中心の医療）という概念

前章では、神奈川県立こども医療センターに勤務していた2年目、時間的余裕ができてカルテや文献を調べるようになったところまでを書きました。2007年ごろのことです。当時はまだ電子カルテではなく、一枚一枚の紙で保管する昔ながらのカルテでした。救急外来に来る患児のカルテを読んでみると、5～8の科で並行して診療を受けていることがわかりました。

ひとりの例を挙げると、その患児は帝王切開で産まれ、気管挿管して蘇生しましたが、ずっと人工呼吸器を外すことができず、胃食道の逆流で誤嚥もしやすいため、気管を切開して胃瘻をつくり、呼吸の安定を図っていました。抗てんかん薬や、甲状腺機能低下のためチラーヂンを内服。成長に伴って脊椎側弯症も発現しており、現在は新生児科、神経内科、外科、耳鼻科、内分泌科、整形外科、リハビリ科、歯科の計8科に通院中とのことでした。

いったい、これだけの数の通院を誰が管理し、どうコーディネートしているのか。いつ何科を受診する予定で、次の受診日はいつに設定すればいいかなどを決めていくだけでも、かなり煩雑で難しい作業のはずです。

気になって、顔見知りの患児のお母さんに尋ねてみました。複数の疾患を抱えている児は、頻繁に救急外来に来なくてはならないケースが少なくありません。連れてくるお父さんやお母さんとも自然と挨拶や会話を交わすようになるのです。

そのお母さんは、通院など医療面のコーディネートやマネジメントを手伝ってくれる機関は特になく、すべて自分で行なっていると答えました。ほかの人に聞いても、親御さんが行なっているという答えばかりでした。父親が平日の仕事に就いているなら、通院の付き添いや管理は母親が担う場合がほとんどです。

私はまずはこの問題の解決策を練ろうと考えました。総合診療科はまだ開設して間もない時期でしたから、科の主体的な存在意義として、そうした複数の診療科にかかる患者と家族への支援ができるようになればいい、という思いもありました。前出の、総合診療科の主な仕事のなかにある「複数の科で診療を受けている患児や在宅医療を要する患児への対応」は、その結果で加えられた項目と言っていいと思います。

関連しそうな文献を探したとき、メディカルホームについての論文に出合いました。「Medical home」（以下「メディカルホーム」）とは、１９６７年にアメリカの小児科学会が提唱した、特殊な医療ケアが必要な児に関する包括的診療の概念です。日本語では「患者中心の医療」と訳されています。

この概念が発表された背景には、「疾患ごとの専門医による診療だけではなく、包括的な診療とケアマネジメントをする医師が必要である」という認識がありました。その実践の目的は「患者・家族と医師とのパートナーシップを構築すること」とされています。

私は後年、訪問診療医になるにあたり、「訪問診療医は本当に必要か?」という自問に対してアイデンティティーを支える3つの柱をもっていました。そのなかで最初に出合ったのがこのメディカルホームの概念です。

メディカルホームの概念をもう少し詳しく説明すると、メディカルホームは患者と家族が、

(1) accessible（アクセスがたやすく）
(2) continuous（継続的に）
(3) comprehensive（包括的に）
(4) family centered（家族を中心に）
(5) coordinated（連携された）
(6) compassionate（思いやりのある）

という性質の医療を受けられることが重要であるとしています。

また、メディカルホームで求められる医師像についての記述を翻訳すると、

「医療を提供する臨床医は、小児ケアの本質的なすべての面を管理・援助でき（小児の包括的ケア）、患児・家族との信頼関係を深めていく能力をもっていることが求められる」とあります。

この「小児の包括的ケア」の内容は、

(1)予防医学の提供：予防接種、発育・発達のモニター、適切なスクリーニング（何か病気を発症していないか定期的に検査すること）、医療的な管理、身体的・精神的問題に対する相談

(2)急性疾患に対する救急医療と入院治療の保障：診療時間の内外を問わず、24時間365日の救急医療と入院治療を保障する

(3)長期間にわたり継続されるケアの提供

(4)専門医・専門職への相談・紹介：①どこで誰によって提供されているかの知識がある、②専門医・専門職の提言を評価できるだけの能力をもっている、③家族への適切な説明ができる、④専門医・専門職の提言に沿って実行することができる

(5) 特殊なケアが必要な患児についての学校・地域の機関との協力
(6) 患児の医療情報の管理：個人情報の守秘が保障され、なおかつ、医療情報が必要なときにすぐ利用できる

などの事項が挙げられます。

求められる医師像についての文中で、もうひとつ重要なのは「患児・家族との信頼関係」という言葉です。

信頼関係とは実にざっくりした言葉で、いまだに「患児や家族との信頼関係って何ですか？」と聞かれると、どう答えていいものか迷ってしまいます。

ただ、つねに「信頼関係を築きたい」と思ってきましたので、そのためのアプローチの方法はいくつか試した経験があります。病院の勤務医時代、在宅療養支援診療所を開業して訪問診療医になった当初、そして開業から8年目の現在と、試行錯誤を積み重ねてきた結果は、このあと順を追って述べたいと思います。

なお、アメリカの小児科学会が提唱した「メディカルホーム」の概念は、その後、アメリカの家庭医療学会、内科学会、整形外科学会が相次いで導入し、2007年には4学会がそれまでの概念を発展させて「Patient-Centered Medical Home」（略称「ＰＣＭＨ」）を策定しました。

日本でもこれを「患者中心のメディカルホーム」と訳し、内科学会がヘルスケア供給システムの再構築に役立てようと研究を進めています。興味のある方は最新情報を探してみてください。

メディカルホームを実践して感じた患者・家族との「壁」

メディカルホームの概念を知った私は、そのとき、すぐに在宅医療への転身を考えたわけではありません。この概念のなかにある内容を、部分的にでも病院医療の現場で生かすことはできないだろうかと模索しました。

そのひとつが「包括的な診療とケアマネジメントをする医師が必要である」という認識

です。これは前述のように、複数の科で診療を受けている患児と家族への支援という形で、総合診療科の役割として定着させたいと思っていました。

もうひとつ着目したのは「患者・家族と医師とのパートナーシップ」です。私たち医者が患児・家族の困っていること、悩んでいることなどをもっと知り、協力していけば、その解決策を見つけられる可能性が高くなり、信頼関係も深まるのではないかと考えました。

手の空いている時間はできるだけ病室へ行き、患児・家族と良好なコミュニケーションを築けるように努めました。外来通院の場合は時間が限られますが、慢性疾患の患児は月に何度も来院するケースが大半です。診察のたび少しずつでも、会話とお互いへの理解を積み重ねることはできます。

しかし、期待するような効果は上げられませんでした。お互いが顔なじみになり、笑顔で会話を交わし、家族が困った様子のとき協力を申し出ることはできるようになっても、家族の側から相談をもちかけられることは滅多にありません。「パートナーシップを築けた」というにはほど遠い状況で、私は自分が空回りしていると感じました。

うまくいかない理由は、そのときも薄々感じましたが、訪問診療医になった今ははっきりとわかります。患者・家族と勤務医の間には、如何ともしがたい精神的な壁があります。

たとえば「遠慮」です。仮に私が「親身になって考えてくれるお医者さんだ」と思われたとしても、勤務医への期待は「病院の方針に沿う範囲内で、できるだけのことをしてくれるだろう」と最初からブレーキがかかっています。

患者・家族にとって私は、病院という組織に属する勤務医なのです。個人的な厚意はむしろ「頼りすぎて、この先生に迷惑をかけてはいけない」という方向に働きます。「いい先生」や「尊敬できる先生」になりたいのではなく、医療に関して何でも相談できるパートナーになりたいと思っているのに、精神的な距離を縮めることはなかなかできませんでした。

また、病院内でしか会わない関係ですから、患者・家族は基本的に「よそゆきの顔」をしています。これも訪問診療医になってから痛感したことです。

読者は友だちの自宅を訪ねたとき、その友だちの別の一面を知ったような気がすることはないでしょうか。几帳面だと思っていた相手が家では緩やかな顔をしていたり、おとなしいと思っていたのに意外と内弁慶だと知ることもあります。家というプライベート空間では誰でも鎧をひとつ脱ぎ、普段の自分を見せやすくなります。

患者の家族は病院という公の場所で、多かれ少なかれ優等生的な、あるいは希望観測的な発言をしやすいものです。特に、こども医療センターの勤務医時代に強く感じました。

入院中の面会時間は10～22時と決められていますが、ほとんどのお母さんはできるだけ長くわが子のそばに付き添おうとします。疲労の様子が見えるので「毎日、来なくても大丈夫ですよ」と声をかけると、まだそれほど疲れていないとか、家では休んでいるからとか楽観的な言葉が返ってきます。実際には家で患児の兄妹が風邪を引いていて、その看病で睡眠時間を削っている状態でもギリギリまで頑張ってしまうのです。

訪問診療医として自宅に出入りさせてもらうようになると、家庭内の日常が少しずつ見えてきます。患児や家族もそれを隠さず、また隠しおおせるものではないとわかっています。

「こうしたい」「こうありたい」という願望を共有することも大切ですが、それ以上に現状を正確に知らなければ、患者・家族と医療に関する総括的なパートナーシップは結べません。勤務医のころに感じた困難の理由は、このようなところにもあったと今は理解しています。

病院側の説明が充分に伝わっていないことで起きる齟齬

病院側が抱える問題点ももちろんあります。ひとつは各種の手続きで患者や家族の同意を得るとき、そのプロセスに充分な注意を払わないため起きてしまう意思疎通の困難です。

病院はいうまでもなく、病気の人を治す場所です。多くの患者が来て、多くの職員（医師や看護師など）がそれを迎えて診療します。

そして多くの診療を正しくかつ効率的に進めるために、病院は患者を病気の種類や病態などによって分類します。職員もグループ化した形で、組織的にそれに対応します。なかには患者の個別性を大事にしたいと考える医師もいますが、グループ化して進めるシステムが前提にある以上、個別に対応するのは構造的に難しいと言わざるを得ません。

そうした運営のシステムは、病院個々の理念や経営方針に基づいて設定されています。患者や家族は入院の際にそれを明示され、同意を求められるのが病院のルールです。

入院経験のある方はご存じだと思いますが、たとえば「患者の権利章典」などの文書で患者のもつ権利を示され、同時に患者の義務についても説明を受けます。

患者が高齢の場合、その家族は必ず「入院中も急変する可能性があります」「急変したとき、心臓マッサージや人工呼吸は行ないますか？」という質問を受けます。手術や麻酔、鎮静薬などが必要なら、本人または家族がそれぞれの同意書にサインを求められます。

そのほか入院時退院支援計画書、看護計画表、リハビリテーション実施計画書など、入院中は病院と患者・家族の間ではさまざまな文書がやりとりされます。

これらは基本的に主治医が作成します。麻酔やリハビリテーションのように専門医が作成する場合もありますが、その患者の担当責任者として必ず目を通します。

そしてこれらの書類は、患者・家族に渡すとき、職員が内容を説明することになっています。医療の専門的な用語も多く出てきますので、文章を一つひとつ追いながら「これは、こういう意味のことを言っています」とできるだけわかりやすく説明し、充分に理解したうえで同意のサインをしてもらうことが大切です。

ところがここの部分で、トラブルの原因が生じることがあります。あとになって患者・家族から「説明されていない」「こういうことになるとは聞かなかった」などの苦情を受け、職員側は説明が不充分であったことに気づかされるのです。

なぜそのようなことが起きるかというと、まず職員側が「内容を説明した」ことイコール「相手が理解した」ことと考えやすいところに問題があります。もちろん理解し、納得してもらわなければ事足りません。

しかし、相手がどの程度まで内容を理解したか、それを確認する方法がありません。時間をかけ、何度か席を変えて確かめればいいのでしょうが、多忙で時間がないため「話しておいたから」で終わらせてしまうことが多いのです。

患者・家族の側も不確かなまま、何となく「わかりました」と納得してしまうケースが少なくありません。後日「あのときは、わかったつもりになっていた」と言われる方もいます。入院や手術を初めて経験する人なら、説明されても具体的な状況が思い浮かばないのは仕方のないことです。

そういうときは何度も質問していいのですが、ここでもまた「先生や看護師さんはお忙しいから」と遠慮の気持ちが入ってしまいます。実際、主治医が忙しく動き回っていて、話をするには予約が必要と言われることがあるかもしれません。

病院では患者・家族と職員、それぞれの事情や抱えている背景が悪いほうに積み重なって、誰のせいというわけでもないのに円滑なコミュニケーションを図れないケースがままあります。病院は患者の命を預かっている場所です。コミュニケーション不足が不幸な結果を招く可能性を、つねに考えなければならないと思います。

仕事に追われて時間的・精神的余裕のない勤務医の一日

そして病院側が抱える問題点には、やはり「医師が忙しすぎる」という点を考える必要があるでしょう。神奈川県立こども医療センターに勤務した2～3年目は比較的、時間の余裕があったと書きましたが、勤務医は総じて、毎日業務がたくさんあるものです。

大規模な病院なら、診療科にもよりますが、だいたいひとりの医師が10名前後の入院患者の主治医を務めます。朝は担当患者のカルテをチェックし、夜勤の当直医や看護師から申し送り事項などを確認します。特に症状や病態の気になる患者がいる場合は、その時点で病室を訪ねたりします。

次に医局で科の医師全員が集まるカンファレンス（会議）を開き、各患者の病状や治療方針に関する情報を共有して意見を交換します。このあと回診を行う病院もありますし、回診は午後だけという病院もあります。

開院時間になったら外来診療室で初診や通院中の患者を診察し、検査が必要な場合は血液検査やレントゲン撮影など、必要な検査の担当者に連絡を回して患者にそちらへ行ってもらいます。待っている間は次の患者を診察し、検査結果が出たら内容を分析、本人を再び診療室に呼んで診断を伝えます。外来の担当のない日は救急患者の診療に対応したり、外来担当医が入院患者に対して早めに処置したいことなどをフォローすることもあります。

午後は入院患者の回診や手術、看護師をまじえた病棟カンファレンスなどを行います。当直は夕方から朝までが一般的です。仮眠室も用意されていますが、カルテチェックや診断の再検討など、この時間にしておきたいことがあるのであまり眠りません。外科医の場合は救急患者の手術が入ることが多く、非番の日でも人手が足りないと電話で呼び出されたりします。

これらの合間に、依頼された診断書や総括報告書などの文書作成、研修医や後輩医師の指導、学会発表の準備、論文の執筆、病院全体で開く医療安全対策委員会、栄養管理委員会などへの出席のほか、終わらせなければならないことを粛々とこなしていきます。

勤務時間の取り決めも、ほとんどあってないようなものというのが実状です。担当する入院患者の症状や病態が安定していて、自分の留守中に必要な点滴や検査などの指示、発熱など異変があったときにどう対応するかの申し送りといった必要最低限のことを終了すれば、一応は既定の時間に帰宅していいことになっています。しかし、その日にすべきことすべてを終わらせるには、どうしても数時間の残業が必要になります。

同僚はそれぞれ忙しく動き回っていますから、残業時間にようやく落ち着いて会話できるということもよくあります。看護師もまじえて、担当患者に関する悩みを聞いてもらったり、カンファレンスの席で議題にする以前の些細な気がかりを相談したり、医療チームとして診療の質を向上するためにも貴重なコミュニケーションの場となります。

こうした日々のなかで、勤務医にとって重要なのは、まずは与えられた任務を全うすること、そしてその任務を間違いなく遂行できるように、自分自身の健康を維持管理することです。人の生死や苦痛を目の当たりにする仕事ですから、精神面に受けた影響も自力で対処して常に一定の状態を保たなければなりません。

患者や家族の一人ひとりが病院の外に抱える生活環境や家庭的事情まで思いを巡らすことは、たとえそれが総括的医療ケアのためには必要不可欠であると認識しても、残念ながら優先順位の低いところにとどまってしまうのが現在の病院システムの実情なのです。

訪問診療医のアイデンティティーを支える3つの柱――
②ICCCフレームワーク（慢性疾患の管理でよい結果を得るための枠組み）という概念

病院内でメディカルホームの概念を実践することに行き詰まりを感じていたころ、第1章で触れた患児の退院支援がありました。神奈川県立こども医療センターに勤務して2年目の2007年、私が訪問診療医を志すことになった最初のきっかけです。

ひとりの慢性疾患の患児が退院して在宅療養を始めるとき、人工呼吸器の使い方など必要な医療ケアの説明・指示や、小学校ほか地域社会へ戻るための手伝いなど退院支援を担当した私は、実際に受けられる「在宅医療」はどのような体制が整っているのだろうかと文献や情報を調べました。

それまでにも自分の担当する入院患者が在宅療養へ移ったことはありましたが、在宅医療について詳しく調べてみようと思ったのはこれが初めてでした。病院医療の限界を自覚したあとですから、「では在宅医療はどうだろう」と興味が湧いたのかもしれません。

このとき出合った「ＩＣＣＣフレームワーク」(Inovative Care for Chronic Conditions Framework／慢性疾患の管理でよい結果を得るための枠組み）という概念は「メディカルホーム」に続き、後年、訪問診療医としてのアイデンティティーを支えてくれる3本柱の1本になりました。ここで、その内容を詳しく紹介したいと思います。

２００２年にＷＨＯ（世界保健機関）が提唱したＩＣＣＣフレームワークは「慢性疾患

の患者は、その生活のなかでいろいろな専門家が関わりながら医療を提供していくと、よりよい結果を得ることができる」ということを示した概念です。見方を変えれば「慢性疾患の患者は、急性疾患に対する医療体制のなかではよい結果を得ることができない」という現実を指摘しています。

病院医療は基本的に、急性疾患に対応することを目的とした医療です。急性の病気は、よい設備、よい機材、よい医師が揃った病院で早い治療を受けるほど、よい結果をもたらすことができます。

一方の慢性疾患は、長い歳月、病気と折り合いをつけながら日常生活を送ります。「日常のなかに病気という要素が含まれている」といってもいいかもしれません。

そのような患者の場合、急性期は病院医療が必要だが、それ以外の日常的医療ケアは在宅で行なわれるのが望ましい、というのがICCフレームワークの考え方です。手術や投薬で劇的に治るわけではなく、入院治療を受けても特に変化を得られない病気であるなら、患者・家族と治療者がコミュニケーションをとりにくい病院医療より、在宅で患者・

家族を中心にしたチーム医療を行なったほうがよい結果を得られるとしているのです。具体的な内容は、図表1のような枠組みで指し示されています。これを枠組みの大きさで分類すると、

ミクロレベル……①患者と家族
②ヘルスケアチーム
③地域(コミュニティー)のパートナー
メゾレベル………①医療機関
②地域の機関（コミュニティー）
マクロレベル……①政策

図表1　Innovative Care for Chronic Conditions Framework

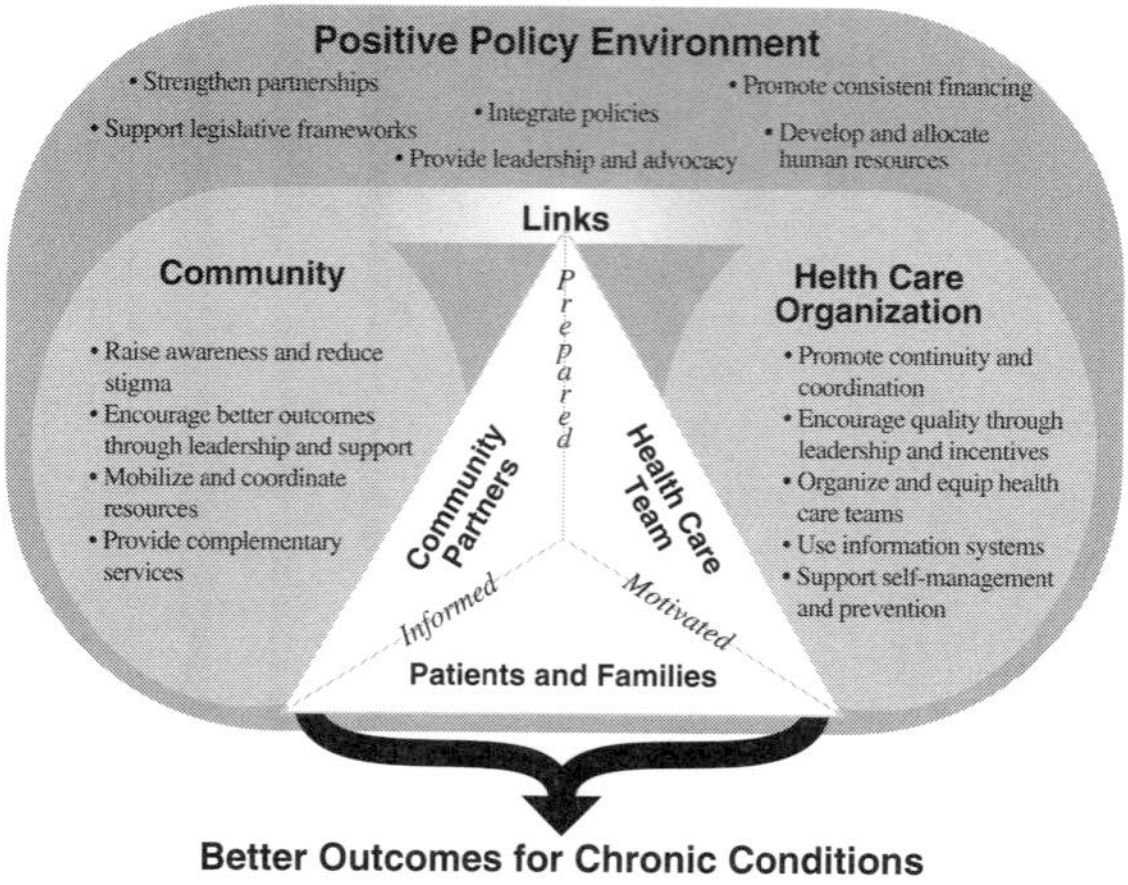

出典：WHOのホームページ

となります。

ミクロレベルの三者は、情報を共有し、患者・家族のモチベーション維持を助け、計画された医療ケアを共同作業で実践します。

メゾレベルは、ミクロレベルを取り巻く環境です。ミクロレベルはメゾレベルの影響を受け、支援を受ける立場にあります。

マクロレベルは、国や地方自治体の政策を指します。法律、資金調達、共同事業など、積極的な政策環境によって慢性疾患の負担を軽減することが望ましいとされます。また、すべて政策としてトップダウンの形として行うわけではなく、ＮＧＯなどの活動が重要だとされています。

ＩＣＣフレームワークを知ったころの私は小児科医でしたので、右記に小児患者の在宅療養を取り巻く環境の具体名を当てはめてみました。

ミクロレベル……①患者と家族
②ヘルスケアチーム＝訪問看護師　訪問介護士　訪問リハビリテー

ション理学療法士・作業療法士・言語聴覚士　［往診医？　不在？］
③地域のパートナー＝［不在］
メゾレベル………①医療機関＝小児専門病院　地域の基幹病院
②地域の機関＝特別支援学校　重症心身障害児施設　福祉施設　児童相談所　保健福祉センター
マクロレベル……①政策＝健康保険法　児童福祉法　障害者総合支援法

ここで気づいたのは「地域のパートナー」の不在と、おそらく在宅医療の根幹を担うと思われる「医師」の不在です。医師に関する英文の説明書きには「患者に最も近いところで患者・家族との関係を築き、医療とケアを提供する職種」という内容が書いてありました。

そのとき私が退院支援を担当した患児も、入院生活を在宅療養に変えただけで、診療は通院して受けることになっていました。日常的な点滴や注射は訪問看護師に任せられますが、急に具合が悪くなったときなどは救急外来を受診しなければなりません。慢性疾患の患児を往診してくれる小児科医がいたらと思い、あちこちで聞いたり調べたりした結果、都内に1ヵ所あるだけで、神奈川県内の近隣には皆無であることがわかりました。

私はその1年ほど前、重症心身障害の子どもが風邪を引いたからと、遠方から車を運転してきた救急外来のお母さんのことを思い出しました。その患児も在宅医療を行なっていましたが、往診してくれる医師は近隣にいないということでした。もしいれば、夜中に人工呼吸器や酸素ボンベなどを携え、大変な思いをして病院に来る必要はなかったはずです。

実は一度だけ、病院の勤務医として往診したことがあります。最初に勤めた同愛記念病院で内科の研修医をしていたころ、医局の指示で退院後の患者さんの家を訪ねました。「往診して問題がなければ、処方箋を渡してくるだけでいい」と言われ、そのとおりにしましたので、往診というには簡単すぎるものだったかもしれません。当時は特に印象に残りませんでしたが、訪問診療医になってから、あれも往診だったなとふと思い出しました。

訪問診療医のアイデンティティーを支える3つの柱――
③医療法改正で新設された在宅療養支援診療所という存在

慢性疾患の小児患者が往診を受けられる道を探していた私は、「では、在宅介護や緩和ケアのほうはどうなっているのだろう」と大人の在宅医療に目を向けてみました。社会の高齢化が進んで老衰期の療養や看取りを自宅で行なうニーズが増え、一方では終末期を自宅で過ごしたいという癌患者が少なくない現状を思い出したからです。

私はここで初めて「在宅療養支援診療所」の「訪問診療医」という存在を意識しました。そういう制度が新設されたことは報道などで見た記憶がありますが、恥ずかしいことに、自分のいる小児医療の現場にはあまり関わりのないニュースとして見過ごしていました。

第1章の冒頭で述べたとおり、在宅療養支援診療所は2006年の医療法改正で新設されました。在宅療養支援診療所に在籍する訪問診療医は、在宅療養の患者を訪問して診療するのが仕事です。

私は小児患者の場合を当てはめて考えたＩＣＣＣフレームワーク（慢性疾患の管理でよい結果を得るための枠組み）に、今度は介護保険を使っている患者の場合を当てはめてみました。それは次のようになります。

ミクロレベル……①患者と家族
②ヘルスケアチーム＝訪問診療医　訪問看護師　訪問入浴サービス
訪問リハビリテーション理学療法士・作業療法士・言語聴覚士
③地域（コミュニティー）のパートナー＝ケアマネジャー
メゾレベル……①医療機関＝地域の総合病院
②地域の機関（コミュニティー）＝デイサービス　ショートステイ
マクロレベル……①政策＝健康保険法　介護保険法

これを見ると、ヘルスケアチームに訪問診療医がいること、地域のパートナーにケアマネジャーがいることなど、小児患者の場合に比べて良好な在宅医療を受けるための枠組みが整っているのがわかります。

大人の在宅医療には訪問診療医がいるのに、なぜ小児の在宅医療には訪問診療医が存在しないかというと、それは、慢性疾患の患児に対応できる小児科の訪問診療医がいないからにほかなりません。しかし小児科医の私なら、対応することができます。慢性疾患の診療も、神奈川県立こども医療センターで数多く担当しました。

小児科だけでなく、内科や外科も経験してきました。癌や脳卒中を患った人を懸命に治療しながら最期を見送り、遺族となった家族の様子に触れ、看取りのあり方について自分なりに考えるところもあります。


そして何より「地域医療に携わりたい」という希望で就いた医師の仕事です。日本全体の社会構造が変化し、無医村どころか、地方に住んでいる人が減って村自体が消滅するような時代になりましたが、訪問診療医もよくよく考えれば、まぎれもなく地域医療に携わる医療チームの一員なのです。

こうして私は、今の自分なら訪問診療医の役割を担えるという思いを強くしました。

しかし実際に足を一歩、前に踏み出すためには、ふたつの問題が残っていると感じました。ひとつは「訪問診療医になって生計は成り立つか、診療所を立ち上げることが出来るか」という経済的な保証、もうひとつは「主体的自立の拠りどころをどこに置くか」というアイデンティティーの確立です。

まず経済面については、在宅療養支援診療所として届け出をすれば、医療法の改正によって経営が成り立つだけの報酬を受けられるだろうと予測がつきました。このことは開業するにあたり、コンサルティングを受けたセコム医療システム株式会社の方から納得いく説明を受けることが出来ました。

医療の報酬は点数制で算定されますが、在宅療養支援診療所に対しては「在宅時医学総合管理料」という新しい加算項目が設けられています。365日24時間体制の往診や電話相談をはじめ、既存の病院や診療所にない医療業務が数多くありますので、それらに対応するための算定方法が必要だったのです。

この報酬改定の内容を見て、私は厚生労働省、ひいては国が、在宅医療の推進に本腰を入れて取り組んでいると感じました。経済的保証は新規の職業に就くとき不可欠のものです。勤務医の給料に比べて見劣りがあるようでは、優秀な医師が在宅医療を志したときブレーキをかけることになりかねません。超高齢時代へと進むなか、訪問診療に携わる人材が各地で求められているのです。

もうひとつのアイデンティティーの確立は、ここまで述べてきた「メディカルホーム」の概念、「ICCフレームワーク」の概念、「在宅療養支援診療所」の制度という3つの柱を支えとすることにしました。もし仮に訪問診療医としての私を必要とする人がいなかったとしても、私はこの3つを精神的支柱にして「訪問診療を必要としている人が必ずどこかにいる」と信じることができます。「地域医療で人を助ける仕事をしたい」という願望が継続していると自信をもてます。

責任の所在を明確に自覚する意味

この章では病院医療について、在宅医療とは対照的な部分を中心に書いてきました。

病院医療はいうまでもなく、在宅医療を含む地域医療にとっても根幹を支える重要な存在です。たとえば慢性疾患の在宅患者が急性の病気を患ったとき、受け入れて治療する病院の質は、患者と家族のその後の在宅療養生活を大きく左右します。ICCフレームワークでは地域の病院をメゾレベルの「医療機関」とし、ミクロレベルの「患者と家族」「ヘルスケアチーム」「地域のパートナー」という三者を支援する立場に位置づけています。

今の私は「ヘルスケアチーム」のなかに位置する「訪問診療医」です。その視点で11年間の勤務医時代を過ごした4つの病院を振り返ると、いずれも地域の人々に質の高い急性期医療を提供しようと懸命に努めている病院でした。もとより私のように変わった職歴を積む医者を受け入れて育ててくれたのですから、上部も現場も地域医療に対して柔軟な考え方をもっている人が多かったのかもしれません。

11年間その時々に、尊敬する先輩や同僚に出会えたことをありがたく感じます。そのなかでも特に、「謝ることの大切さ」を教えてくれた先輩医師のことを、章の終わりに書きたいと思います。

私が外科医だったころ、指導医の先生と同僚の先生、そして私で肝臓癌の患者に肝切除術を行いました。肝臓の切除は、切除後の残された肝機能を考えて手術適応を決めます。この患者は残された肝機能は十分で、切除範囲も大きくなく、術式も比較的単純な手術でした。術前にこのような場合でも、手術後に全身状態が急激に悪化して亡くなることもあると患者と家族に説明をして同意を得ていました。しかし、術後肝不全が急激に進みこの方は亡くなってしまいました。

この時、執刀医だった指導医の先生は、「申し訳ありません。一番なってほしくない結果になってしまいました」と立ち上がって家族に頭を下げました。いつも患者と家族に病状などの説明をする時は指導医の説明に私が同席していましたが、この説明をする前に指導医の先生は、「この席には同席しなくていいが、どこから見ておくように」と言われました。

私が小児科医だったころ、祝日で当直体制だったある日に、私の上司の先生が当直医の責任者だった日がありました。病棟で患児に投与した薬の量が多すぎたと看護師から報告を受けた瞬間に、私の目の前の電話を取りご両親に電話を入れ謝罪していました。この時は、ごく短時間点滴が繋がれただけで、結果的には体内に入った量は多くなく、患児の状態は安定していました。

おそらく黙っていれば、何事もなかったように済ますことができたでしょう。しかし、ごく少ない確率でも危険性がある以上、もしもの場合にお母さんが駆けつけられないことを恐れて、すぐに連絡を入れたのだと思います。

患者や家族のなかには「本当のことだからといって、謝られても困る」と思う人もいるかもしれません。その部分は考慮しなければなりませんが、私は諸先輩のように、謝るべきところはきちんと謝れる医者でありたいと思っています。

訪問診療医になった今は、手術のように生死に関わる急性期医療を担当することはありません。それでも訪問時刻が遅れてしまったり、有用と判断した内服薬が効かなかったり、そのほか相手に不利益を与えるようなことをしたときは迷う前に謝ります。長い目で見た場合、そうした対応が患者・家族との信頼関係を深めることにつながると思うからです。

［第3章］

病院勤務とはまったく違う、訪問診療医に求められるスキルと資質

生まれ育った地元で看護師の妻と訪問診療をスタート

第2章で述べたような勤務医時代を経て、私は2009年に在宅療養支援診療所「せや在宅クリニック」を開設し、神奈川県横浜市瀬谷区を拠点にする訪問診療医になりました。

在宅医療を受ける患者は現在、大きくふたつのグループに分けられます。高齢で介護依存度の高い患者と、がんなどの重病が進行して緩和医療を受ける患者です。それ以外の患者に対応する在宅療養支援診療所は、ごく少数に限られています。

私が開業した当時は今以上に少なく、参考にできるような在宅療養支援診療所は見つかりませんでした。研修を受け付けている在宅療養支援診療所は何ヵ所かありましたが、いずれも高齢者や緩和ケアの患者のみを対象とするクリニックでした。

もともと重症心身障害など慢性疾患の小児も受け入れる訪問診療医になるつもりで開業を決意しましたので、せっかく自分のしたい仕事をするのだから、既存の情報に頼らないで始めることにしました。勤務医時代に「このような訪問診療医がいたら」と思った経験をもとに、仕事の内容や医療方針を考えていきました。

在宅療養支援診療所は基本的に医師一人で開設することが出来ます。開業にあたっては、セコム医療システム株式会社のコンサルティングを受けました。勤務医というのはおそらく、思っている以上に世間知らずで、病院で自分の仕事をしているだけで社会のしくみについては何も知らないといっても過言ではありません。セコム医療システム株式会社はいくつもの在宅療養支援診療所や訪問看護ステーションを立ち上げ、在宅医療に適した電子カルテを運営し、その他の医療に関わるビジネスに広く携わっている会社です。開業まで約2年間、私がどのような診療所を立ち上げたいか聞いて頂き、開業に必要な事務的な手続き、診療所を運営するためのシステムの構築など幅広く準備をして頂きました。

開業時は、医師である私と看護師である妻、非常勤の事務員、そしてセコム医療システム株式会社からひとり派遣して頂き、４人で始めました。

そうした事業としての形を構築していくと同時に、一方でケアマネジャー（介護支援専門員）の資格を取ったり、地域資源のリサーチを始めたりしました。

ケアマネジャーの資格は使うためというより、介護保険制度の仕組みを知るために取得しました。在宅療養支援診療所は自宅で療養生活を送る高齢者にとり、介護保険の延長線上で活用できるものです。しかし導入された2000年当時、医者になって3年目の私は同愛記念病院の外科にいました。外科は介護保険制度とあまり接点がなく、その後も救急、小児科と関連性の低い診療科を歩みましたので、一度きちんと制度を把握しなければならないと思ったのです。

通信教育で勉強し、筆記試験に合格したのですが、合格後に受ける研修のグループワークでは、訪問看護師や訪問リハビリテーションの療法士、ホームヘルパー（訪問介護員）といった職種の人たちと一緒になりました。現場ではこういう人たちが働いているのだと理解でき、その意味でもいい経験になったと思っています。

地域資源のリサーチというのは、自分の訪問診療エリアにどのような病院、訪問看護ステーション、養護学校、介護サービスの事業所などがあるかを調べることです。

瀬谷は私の生まれ育った地元です。土地勘はありますが、そういう資源がどこにあるかはあまり知りませんでした。そこで患者が介護保険を使う高齢者だった場合、緩和ケアを行なっている人の場合、慢性疾患の小児だった場合と、それぞれの患者を想定して必要な資源の情報を集めました。

開業したばかりのころは患者が少なくて時間に余裕がありますから、そのような場所へも見学がてら挨拶に回りました。地域に訪問診療医がまだ少なかったため、どこへ行っても歓迎されたのを憶えています。

訪問診療医は単体で在宅医療を行なうわけではなく、そうした地域の関係者と連携しながら、患者と家族に安全で快適な在宅療養生活を提供することが重要です。この章では地域社会に密着した訪問診療医という仕事の役割を、今日まで8年間の経験を積んだ私の視点で説明してみたいと思います。

訪問診療医が在宅医療で担う3つの役割とは

患者と家族の在宅療養生活は、地域医療に携わるさまざまな分野の人や機関によって支えられています。第2章で紹介した「ＩＣＣＣフレームワーク（慢性疾患の管理でよい結果を得るための枠組み）」の構成要素をご覧ください。

介護保険が適用される高齢者の場合、ＩＣＣＣフレームワークでは訪問診療医・訪問看護師・訪問入浴サービス・訪問リハビリテーションなどの「ヘルスケアチーム」、ケアマネジャーなどの「地域のパートナー」が連携して、患者と家族をごく身近な場所（ミクロレベル）で支援します。

その外側（メゾレベル）で、地域の総合病院などの「医療機関」、デイサービスやショートステイサービスなどを提供する「地域の機関」がミクロレベルを補助するように関わり、さらに健康保険法・介護保険法などの「政策」がマクロレベルの存在として、患者と家族の有益な在宅療養生活を保障しています。

慢性疾患の患児の場合は同様に、訪問診療医・訪問看護師・訪問介護士・訪問リハビリテーションなどが「ヘルスケアチーム」、小児専門病院・地域の基幹病院などが「医療機関」、特別支援学校・重症心身障害児施設・福祉施設・児童相談所・保健福祉センターなどが「地域の機関」、健康保険法・児童福祉法・障害者総合支援法などが「政策」として機能します。

これらの枠組み全体を「患者・家族の在宅療養生活を支えるチーム」として考えると、そのメンバーのなかで訪問診療医は、主に次のような3つの役割を担っています。

訪問診療医の3つの役割

◆医師としての役割

何よりもまず、患者の病態や症状を診断して、改善するために必要な治療を行なう立場だということです。医師としての本分ともいえます。訪問診療医は在宅療養生活を送る人にとってのかかりつけ医であり、主治医であるというスタンスです。

しかし在宅療養では医療者がつねにそばにいるわけではありませんから、患者自身も介護する家族もいろいろな不安を抱えています。訪問診療医は、その不安をできるだけ最小限に減らすよう努めなければなりません。

たとえば私のクリニックでは定期訪問診療のほかに、24時間365日体制で電話や臨時往診に応えています。「何かあれば、いつでも連絡できる」という安心感が、在宅療養生活を送る人には大切なのです。

それでも在宅医療には、残念ながら限界があることも事実です。

現在、当クリニックの患者が自宅で受けられる医療行為は、

◆検査：気管支鏡　血液ガス検査　超音波検査　血液検査　尿検査　各種培養検査　心電図

◆治療ほか：点滴（水・電解質補給）　点滴（抗生剤）　ワクチン接種　小外科処置　胃瘻チューブの交換　気管切開カニュレの交換　下咽頭チューブの挿入

などです。

それ以外の治療や検査が必要なときや、病状が急変した緊急のとき、自宅療養が難しい病状が出てきたときなどは、緊急なら家族に救急車を呼んでもらうか、それ以外の場合は適切な医療を受けられる医療機関を紹介します。その際、受診や入院の手配、医療機関へ病状を説明するための「診療情報提供書」の作成などを行ないます。

反対に、退院後の患者が在宅療養生活に入る場合は、入院中の主治医から「診療情報提供書」をはじめ、患者に関する医療的情報を受けて引き継ぎます。また訪問看護師や、ケアマネジャーなどの介護職と連絡を取り合いながら、その患者と家族にふさわしい在宅療養のプランを考えていくのも訪問診療医の役目です。

◆専門家としての役割

医療に関する知識をもつメンバーのなかで、患者・家族に最も近い場所にいるのが訪問診療医です。地域の病院や施設の情報を把握し、医療の専門家の立場からそれらの評価を分析したうえで、患者や家族が必要としている問題解決策を提供します。

入院中は病院が医療に関することを行なってくれますが、退院して在宅療養の生活に入ると、誰に聞けばいいかわからないことがたくさん出てくると思います。「今後どのような治療を受けたらいいか、まだ悩んでいる」と相談にくる新規の患者や家族は少なくありません。

そういうときは後ほどふれる4分割表を活用し、①病状と今まで受けてきた治療、②患者と家族は治療に対してどのような意向をもっているか、③予測される今後の病気の経過と現在の活動能力、④患者を取り巻く周囲の状況（家族、介護保険サービスなど）、などを聞いて総合的に判断し、在宅療養生活の方向性を患者・家族と相談して決めます。

ヘルスケアチームと地域のパートナーを含めたミクロレベルの環境が整うと、日常生活のなかで治療を継続していく困難を軽減することができます。

◆支援者としての役割

最も身近なヘルスケアチームのなかで、患者を訪問する回数が多いのは看護職や介護職の人たちです。しかし患者や家族は、精神的な面で訪問診療医を頼みとすることが多いものです。

訪問診療医は医療に関係のないことでも、患者や家族が「誰かに話したい」というときの〝誰か〟になって話を聞きます。そうしたコミュニケーションの積み重ねにより、悩みや苦痛を遠慮なく相談してもらえるような、本当の意味での信頼関係を築くことができます。

たとえば話の内容は、患者本人が家族に感じている不満、看病する家族の疲労やストレス、訪問看護師やホームヘルパーとの人間関係など、在宅療養を取り巻く生活全般にわたって広がるかもしれません。それをどう受けとめ、どんなレスポンスを発信するかで、患者・家族との長期的な関係性が左右されます。

あくまで患者・家族が主体のパートナーシップを構築するために、訪問診療医はナラティブ（経験の叙述）の有用性を知っておくことも重要です。

メディカルホームの概念に照らした私の理念

この3つの役割を念頭におき、私は次のような理念で訪問診療の仕事をしています。第2章で紹介した「メディカルホーム」の概念に照らし合わせてまとめてみましょう。

メディカルホームに照らし合わせた訪問診療の理念

(1) accessible（アクセスがたやすく）

24時間365日の体制で電話相談を受けつけ、往診の要請にも応じます。

(2) continuous（継続的に）

高齢の患者は施設入所または看取りまで、継続的に診療を担当することがほとんどです。慢性疾患の小児は長期にわたり、クリニックの開設当初から診療を継続している患者もいます。

また慢性疾患の小児は、成人すると小児科または小児専門病院を出なければなりませんがクリニックでは訪問診療を継続します。

(3) comprehensive（包括的に）

医療に関わるすべての相談に対応し、直接的・間接的に支援します。たとえばクリニックでは提供できない医療を求めているとき、その患者や家族の意向に合った機関を一緒に相談して紹介します。

(4) family centered（家族を中心に）

患者と家族の生活に合わせた医療を提供するとともに、日常生活と医療が快適に両立するような橋渡しを一緒に考えます。

(5) coordinated（連携された）

地域の医療機関・教育機関・福祉施設と連携し、患者と家族にとって快適な療養生活が長く続くように情報を共有します。

(6) compassionate（思いやりのある）

患者や家族の話を傾聴し、悩みや心配事、困っていることなどを知ります。

また誕生日や旅行、来客など家庭の行事を優先できるように、定期診療のスケジュールを調整します。

なお在宅療養支援診療所の要件については、厚生労働省が次のように定めています。

在宅療養支援診療所の要件

○ 保険医療機関たる診療所であること

○ 当該診療所において、24時間連絡を受ける医師又は看護職員を配置し、その連絡先を文書で患家に提供していること

○ 当該診療所において、又は他の保険医療機関の保険医との連携により、当該診療所

を中心として、患家の求めに応じて、24時間往診が可能な体制を確保し、往診担当医の氏名、担当日等を文書で患家に提供していること

○ 当該診療所において、又は他の保険医療機関、訪問看護ステーション等の看護職員との連携により、患家の求めに応じて、当該診療所の医師の指示に基づき、24時間訪問看護の提供が可能な体制を確保し、訪問看護の担当看護職員の氏名、担当日等を文書で患家に提供していること

○ 当該診療所において、又は他の保険医療機関との連携により他の保険医療機関内において、在宅療養患者の緊急入院を受け入れる体制を確保していること

○ 医療サービスと介護サービスとの連携を担当する介護支援専門員（ケアマネジャー）等と連携していること

○ 当該診療所における在宅看取り数を報告すること

簡単にまとめると、24時間連絡がとれて往診もできる医師または看護師がいること、その職員の連絡先を文書で患家に渡すこと、緊急入院の受け入れ先を確保していること、医

療サービスや介護サービスを担当するケアマネジャーと連携していること、という内容です。

各専門職が連携し、よりよい在宅療養生活を実現する

「連携」という言葉が頻繁に出てきましたので、これについて概要と私見を述べたいと思います。

一般的に在宅医療における連携とは、患者と家族の在宅療養生活に関わる多職種の人々が、互いに有益な情報を交換し合って、患者と家族の良好な療養生活を支えていくことをいいます。

主な職種を挙げると、まず訪問看護師は医師の指示に従い、患者の健康管理と療養生活を包括的に支援する役割をもちます。具体的には点滴などの医療処置、血圧や体温や脈拍などのバイタルチェック、人工呼吸器や膀胱カテーテルなど医療機器の管理、食事や排泄など日常生活の介助、褥瘡（床ずれ）の予防と処置、緩和ケア、認知症ケア、リハビリ指導といったことを担当します。

訪問看護師は通常、訪問看護ステーションという事業所に所属しています。訪問看護ステーションは少人数で経営しているところが多いため、訪問診療医は複数の訪問看護ステーションと連携します。訪問診療医にとっては、この訪問看護ステーションとの連携が特に重要なものとなります。

たとえば入院中の患者が在宅療養生活に移行する場合、訪問診療医は病院の医師から「診療情報提供書」を受けとります。患者が複数の診療科または複数の病院で受診していれば、それらすべてから診療情報提供書を受けとります。

訪問診療医はそれらをもとに、患者・家族の要望なども聞きながら「在宅療養計画書」を作成します。そして訪問看護ステーションに「訪問看護指示書」や「点滴注射指示書」などを送り、訪問看護ステーションからは「訪問看護計画書」「訪問看護報告書」などを受けとります。つまり訪問診療医からの指示書がなければ、看護師は点滴のような医療処置ひとつできない仕組みなのです。

そのほか、薬の配達や服薬の指導・管理を担当する訪問薬剤師、リハビリテーションを担当する理学療法士・作業療法士・言語聴覚士は、それぞれ医師の指示書が必要です。

医療保険適用の鍼灸師・按摩マッサージ指圧師は、患者に関わるとき医師の同意が必要です。

また医師の指示や同意は必要ありませんが、歯科医師、歯科衛生士、ケアマネジャー、介護福祉士、ホームヘルパーといった職種の人たちが、患者の在宅療養生活のもとに連携しています。

在宅医療に関わるこれらの職種は、病院のような組織のなかで働いているわけではありません。職種それぞれが独立した存在として、担当の分野を任されています。

しかし医師の指示や同意が必要な事柄も多いため、実際には患者・家族の療養生活全体を俯瞰する立場になります。できるだけフラットな関係性を維持しながら、各専門職が共通の目的のため協力し合えるような、プロの集まりとしての連携を心がけています。共通の目的とは、患者・家族にとってよりよい在宅療養生活を実現し、それを一日でも長く継続させることです。

定期訪問診療は月に1～2回、病状によってはそれ以上の頻度で設定しますが、それでも数日は日が空きます。私より頻繁に訪問している看護師やホームヘルパーとの連絡を密にすると、治療の時間的ギャップを埋めることもできます。

たとえば、看病している家族に新しいケアを頼んだとします。家族の看護能力は人それぞれで差があり、私といるときはできたけれど2回目はできなかったとか、処置そのものを忘れてしまうようなことも少なくありません。

看護師やホームヘルパーにあらかじめ連絡しておけば、最短のタイムラグで済むようフォローしてくれます。私がじかに指導するより、看護師やヘルパーを通して説明したほうが理解しやすい家族も多いようです。

「連携」よりハイレベルの「統合」を目指そう

しかし正直なところをいうと、いろいろな場所で「連携しましょう」と言われて食傷ぎみになることがあります。クリニックを開いた当時もそうでした。病院の勤務医をしていたころは会話に出てこない言葉でしたから、急に聞くようになって耳に残りやすかったせいもあるかもしれません。

開業に先立って地域の関連施設を回ったとき、付近にはケアマネジャーがたくさんいて、訪問看護ステーションや病院もあちこちにあることを知って安心しました。相手も歓待してくれて意欲は増しましたが、病院や事業所の責任者が「連携」「連携」と同じように口にするので「どういうつもりなのかな」と不思議に感じました。その疑問はなかなか消えず、結局2年間ぐらいは悶々と過ごしたのです。

たしかに在宅医療には各専門職の連携が大切ですが、すぐに「連携」と口走る人を、今はあまり信頼していません。自分たちの業務を楽に進めるために相手を利用しようという、手前勝手な思惑が見え隠れするからです。

今や日程の調整や指示書・報告書のやりとり、電子メールの報告などだけでも「連携」と言うようですが、情報を共有している現実はあっても、協働——一緒に力を合わせて働いているという感覚はまったく生まれません。

大事なことは、前にも書いたとおり、患者と家族によりよい療養生活を提供しようという共通の目的意識をもつことです。そのため私は次のようなことを考えています。

在宅医療における「連携」の心構え

◆「患者と家族の在宅療養生活をよりよく、より長く継続させたい」という目的意識を共有する。
◆患者の生活を支援して在宅医療を成功させるには、自分たちの資源（訪問診療医であれば定期診療、臨時往診など）だけでは効力に限界があるという認識をもつ。
◆互いの力・資源を適切に活用し、単独では超えられない限界を突き破るために連携する。

そのうえで、次に、協働には連携より高いレベルの協力体制があることを示したいと思います。

在宅医療における「協働」のレベル

(1) 連携：口頭・紙面による報告や情報提供などにより、各事業所間のサービス内容を周知させて互いに調整する。
(2) 協調：多職種の関係者が集まってケア・カンファレンスを開き、その患者に最適なケア方法について話し合う。
(3) 統合：多職種が患家に集まって同時に在宅ケアを提供し、患者に関して見解を共有する機会をもつ。

「統合」では、たとえばこのような経験があります。

ある訪問看護ステーションの人たちは患者に関して何か気がかりがあると、決まって患家で私を待ち構えています。1回に訪問する看護師はひとりですが、定期訪問診療の予定表で私の訪問日を確認し、同じ日に訪問看護師が私を待っているのです。

一緒に患者を診療し、気づいたことや感じたことをお互いに述べます。最近の変化で気になっていることを話し、患者の自覚症状などを聞きながら、それらに対処するための意見をあれこれ出し合います。

褥瘡（床ずれ）があれば患部を一緒に見て「こうしましょうか」とか「体をこっちに向けることが多いので、この方法のほうがいいですね」「この程度だったら家族も手当できるかな」というように進めると、単独より適切な判断や、レベルの高い治療を行なうことができます。

ある患家は日中、患者ひとりになってしまうため、私が往診に行くと担当のヘルパーさんが鍵を開けてくれます。そのとき「最近、こういう症状があって」と気づいたことなどを話してくれます。

患者を撮影してメールで病状を伝え合うこともありますが、一緒に患者を診て話し合うときほど写真は雄弁に語ってくれません。私はできるだけほかの職種の人がいる時間に訪問し、ぜひ意見を聞きたいときは訪問看護師の訪問時間にこちらが合わせて、さまざまな角度から患者に必要なケアを考えるようにしています。

「病気を治す医療」から「生活を支える医療」へ

さて、このあとは患者や家族との関係性に焦点を絞り、訪問診療医のあり方について考えを述べたいと思います。

在宅療養支援診療所を開いて訪問診療医になってみると、在宅医療は病院医療とはまったく違っていました。悩むほどではありませんが、「これは大変な仕事だな」と痛感しました。

「大変だ」と自覚したのは、まず、自分の関わる医療的分野が広範囲にわたっていることです。

病院は専門化が進んでいますので、勤務する医師は自分の診療科についてだけ、その患者を診て管理すれば責任を果たしたことになります。訪問診療医は、患者の抱える病気すべてを把握しなければなりません。

呼吸器外科と整形外科と眼科にかかっている患者が在宅療養を始めるとすると、訪問診療医は3通の診療情報提供書を照らし合わせて治療計画を立てます。各担当医の治療方針を確認し、それに沿った在宅治療の方法を考えます。

呼吸器外科と整形外科なら勤務医時代の経験でスムーズに理解できますが、眼科は未知の分野なのでその時点である程度の勉強が必要です。各科の投薬計画を見比べ、それらがひとりの患者の体に入ったらどのような状態になるかということなども考えます。

「病院にいたころは病気を診ていたが、これからは患者を診るのだ」と改めて感じました。患者というひとりの人間のなかで、何が起こっているのか、何が起きる可能性があるのかを見極めながら診療を行なうのです。

もうひとつ「大変だ」と気づいたのは、これからは患者や家族との人間関係をもっと重視していかなければならないということです。

そして患者・家族は一軒一軒、別の事情や価値観や人格をもっています。一軒のなかでも、患者と家族は立場が対極にあります。家庭内の出来事に左右され、昨日と今日とでは患者または家族の考えが変わるということもあるのです。

訪問診療医はその影響下で、医師の仕事をします。これは病気別に患者を分類して治療の工程に当てはめていく病院の方法論では対処できない世界だと、始めてみてようやく事態の全貌を悟りました。

これらの経験から生まれたのは、訪問診療医の仕事は病院の「病気を治す医療」とは一線を画す、患者・家族の「生活を支える医療」だという自覚です。そして「患者が自宅でよりよい生活を、できるだけ長く続けられることを目指すのが在宅医療の第一義だ」と考えるようになったのです。

在宅医療を時期に分けて考える

では、どうすれば患者・家族の生活をよりよく、長く継続させることができるのでしょうか。それには在宅療養生活に関する患者・家族の希望をよく知り、病態や症状、生活環境、家族の事情など現実的状況を考え合わせて、患者・家族が満足できる最善の道を一緒に探すことが大切です。

その前段階として、私は初めて患者や家族と面談するとき、置かれている状況を時間軸のなかで判断することから始めます。在宅療養に関わる時期は、いくつかに分けて考えることができます。ここでは、小児の在宅医療や脳梗塞・脳出血などで今までと生活がまったく変わってしまった患者を中心に述べます。

「集中治療期」　小児の場合、先天性疾患や重症新生児仮死などでＮＩＣＵで集中治療を受ける時期になります。また、脳梗塞などの疾患では急性期病院で治療を受ける時期です。

「意思決定期」　ある程度、症状が治まって、集中治療が一段落したころです。自宅に帰るか療養型の病院にうつるかなどの意思決定をする時期です。患者・家族は「この先、どうすればいいだろうか」と考え始めます。

「在宅準備期」　在宅療養開始に向けて、家族が入院中に医療的ケアを習得したり、家庭内で準備を始めたりします。ここまでが入院中の出来事ですが、面談の時にこれらの時期に家族が受けた医師からの説明やその時の気持ちなどを確認します。

「在宅移行期」　退院し在宅療養を始め、患者の体調が安定するまでの時期を指します。病院では看護師など職員がしていたことを家族がしなければならないため、不安や焦りで神経質になりやすい時期でもあります。

「在宅継続期」　患者も家族も在宅療養に慣れ、体調と生活が安定している時期です。患者本人や家族が「外出してもいいですか？」「デイサービスに行こうかと思って」など外の社会に目を向けた発言をするようになったとき、移行期を終えて継続期に入ったと判断することができます。

「キャリーオーバー期」　この場合のキャリーオーバーとは、小児期発症の疾患を抱えた患者がそのまま成人することを指します。特別支援学校などを卒業し、小児科や小児専門病院も出なければならない状況になり、今後どのように生活すればいいかと両親など家族は大きな不安を抱えます。私が診療している重症心身障害児のなかには、この時期に訪問診療を始めている方もたくさんいます。

「ターミナル期」ターミナル期（終末期）に入ったかどうかは、医療者が決めるものではないと私は思っています。患者本人や家族の発言のなかに「これ以上の治療はもう受けたくない」「何があっても病院へ行きたくない」「このままここで、自由にさせてほしい」といった意思表示があるとき、ターミナル期に入ったと判断します。実際に医学的にはターミナル期ではなく、それから何年も療養生活を続けられる患者もいます。一方で医学的にはターミナル期であっても、まだまだ積極的に治療を望む方もいます。

これらの時期のいずれに属するかによって、在宅療養生活の開始に向けた心構えが変わってきます。

臨床倫理学の4分割法を応用して患者の〝今〟を把握

次に面談の内容ですが、私は4分割法を採り入れたインテーク用紙をつくり、訪問診療を希望する患者・家族が訪れたとき、最初の面談で聞いたことを書き込むようにしています。

「4分割法」とは、臨床倫理学の草分け的存在である米国のアルバート・R・ジョンセンらが提唱した症例分析の方法です。「倫理」と付くと道徳的規範について語っているようにも見えますが、臨床倫理学は簡単にいうと、治療方法を決めるとき、患者本人や家族の意向も決定要素に入れるのが正しいと考える学問です。

従来の医療は医師が病状と治療の可能性を説明し、患者側の意思はその治療方針に同意するかしないかで表すしか道がありませんでした。臨床倫理学では、医師が提示した治療方針に患者側が意見を加え、双方が合意した形で最終的な結論を出します。意向を採り入れる、すなわち患者個々の人生を尊重する意味で「倫理」という言葉が使われています。

４分割法はこの臨床倫理学に基づき、一枚のシートを４つの枠に分けてそれぞれ患者側の「医学的適応」「意向」「ＱＯＬ（生活の質）」「周囲の状況」を書き込むというものです。私は少し工夫して、次のような項目を４つの枠に入れています。

４分割法のインテーク用紙

⑴ 医学的評価（身体的な障害）

情報収集：病歴や現在の病状などを質問します。

ポイント：在宅移行期の患者は、この項目が特に重要です。

評価：必要な医療的ケアや、起こりやすい合併症などを把握します。

⑵ ＡＤＬ・予後（生活的な障害）

情報収集：一日をどのように過ごしているか、病気や身体障害のために生活のなかでどのような障害が起きているかを質問します。

ポイント：在宅移行期と在宅継続期の患者は、この項目が特に重要です。

評価：自宅で生活するうえで問題になりそうなことを把握します。

(3) 患者・家族の意向

情報収集：訪問診療に望むことを質問します。

ポイント：すべての時期で重要になる項目です。

評価：家族の価値観やニーズを把握します。

(4) 周囲の状況（関係性の障害）

情報収集：家族構成、利用している訪問サービスやレスパイト・デイケア、通園・通学・通所の有無などを質問します。

ポイント：在宅移行期とキャリーオーバー期の患者は、この項目が特に重要です。

評価：医療的な連携の状況や、地域資源との関わり方などを把握します。

図表2　4分割表

医学的評価（身体障害）	患者・家族の意向
情報収集：病歴について ポイント：在宅移行期で特に重要 評価：医療的ケアと起こりやすい合併症	情報収集：訪問診療に望むこと ポイント：すべての時期で重要 評価：家族の価値観、ニーズ
ADL・予後（生活障害）	**周囲の状況（関係障害）**
情報収集：どのように1日を過ごしているか？ ポイント：在宅移行期と在宅継続期で特に重要 評価：生活をする上で問題となること	情報収集：家族構成、利用している訪問サービス、通園・通学・通所、レスパイト・デイケアの利用について ポイント：在宅移行期とキャリーオーバー期で特に重要 評価：医療連携と地域連携（資源）

このインテーク用紙の具体的な使用例を挙げてみましょう。患者は在宅継続期にある9歳の小児です。すでに自宅で療養生活を送っていましたが、訪問診療医がいないため、患者のお母さんが面談に訪れたときのものです。

(1) 医学的評価（身体的な障害）

新生児期にてんかんを発症。難治化し、現在も薬を内服している。経口摂取だけでは栄養状態が悪化したため、胃瘻を造設した。

(2) ＡＤＬ・予後（生活的な障害）

胃瘻からの注入は一日3回。そのほかペースト食を少量、経口摂取している。寝つきが悪く、睡眠導入剤を服用しても寝るのに2時間かかる。睡眠不足になると発作が増える。

(3) 患者・家族の意向

月に最低1回は病院で受診しているが、できれば病院へ行くのは2~3ヵ月に1回のペースにしたい。

風邪を引きやすく、毎回病院へ行くのが大変なので、入院の必要がないときは往診で対応してほしい。
風邪を引かなければ、病状は比較的安定している。

(4) 周囲の状況（関係性の障害）

4人家族、第1子。
ほぼ毎日、特別支援学校に通っている。
年に2~3回、重心施設（重症心身障害児施設）にレスパイトしている。
訪問看護と訪問介護を受けている。
夏休みなどに福祉施設の日中預かりを利用している。

図表3　在宅継続期（例）

医学的評価（身体障害）	患者・家族の意向
新生児期にてんかんを発症、難治化し現在も薬を内服している。 経口摂取だけでは栄養状態が悪化し胃瘻を造設した。	風邪をひかなければ比較的安定しているので、今は月に1回は最低病院を受診しているが出来れば2、3か月に1回のペースにしたい。 風邪をひいた時に毎回病院に行くのは大変なので入院の必要がなければ往診で対応してほしい。
ADL・予後（生活障害）	**周囲の状況（関係障害）**
胃瘻からの注入は1日3回で、ペースト食を少量経口摂取している。 寝つきが悪く睡眠導入剤を服用しても寝るのに2時間かかる。睡眠不足になると発作が増える。	4人家族、第1子。 特別支援学校にほぼ毎日通えている。 年に2，3回重心施設にレスパイトしている。 訪問看護と訪問介護を受けている。 夏休みなどに福祉施設の日中預かりを利用している。

以上の面談結果を見ると、この患児は身体的にも家庭的にも安定した状況にあることがわかります。訪問診療を始めても患児や家族のデメリットになる要素はなく、通院の回数を少なくすることにより、その分の時間や労力を楽しみや休息に充て、よりよい在宅医療生活を送れるようになると推測できます。

もし患児が在宅移行期にあった場合、私はお母さんに、自宅で生活しながら医療的ケアを行わなければならないこと、在宅の看病はお母さん自身の健康維持が大切なことなどを説明します。キャリーオーバー時期ならそれに加えて、周囲のさまざまな状況を整備する必要が出てきます。患者がどの時期にあたるかにより、私が訪問診療医として行なう支援の方向性も変わってくるのです。

このように4分割法で患者・家族の〝今〟を把握すると、より客観的に状況を判断できるようになります。

ものの見方は人によって異なりますが、その見方を自分なりにレベルアップさせることは、誰にでもできるのではないでしょうか。私は訪問診療医の仕事に就いてから、患者・

家族を取り巻く支援者の視点は「視点」「視野」「視座」の順で広がっていくと考えるようになりました。

「視点」は自分という〝点〟に位置したものの見方です。職種や職業的経験、年齢、性別などの影響を受けていると考えられます。医師は医学的な視点にはするどさがありますが、患者の生活に関わることには鈍かったり、関心がなかったりします。

「視野」は複数の視点を知ることにより、点から面へと可視範囲が広くなった状態です。臨床倫理学の４分割法を用いた面談で、私は医学的なことだけではなく患者の生活、周囲の人との関係性や、参加している活動などの状況を知って視野を広げます。

「視座」はもう一歩進んで、自分の立ち位置ごと変えてみます。

たとえば脳卒中の後遺症で、声を出しにくくなった患者がいたとします。医師から見たそれは「構音障害、言語障害が生じた」ということですが、患者本人にとっては「声が出なければ授業ができない」「教師をやめなければならない」ということかもしれません。患者の人生の文脈で考えてみなければ、病気や障害の意味を本当に理解することはできないのです。

しかし、人の立場になってみるというのは大変なことで、そう簡単に立ち位置を変えられるものではありません。私が視座を手に入れたいとき、有効な手段だと感じているのが「ナラティブ」の活用です。

患者・家族を理解することに役立つナラティブの理論

「ナラティブ（narrative）」は「ナラトロジー（narratology＝物語論、物語学）」から派生する言葉です。もとは文芸理論の用語でしたが、精神医療の分野にナラティブセラピー（物語療法）が登場し、現在も主に心療内科や看護の分野でよく使われています。

一般的には「語り」「物語」「話術」などと訳されますが、臨床倫理学ではナラティブの「意味の生成」と「語り」という2点を、患者・家族への理解を深めるためのアプローチ法に用います。

人は自己を語るとき、置かれた状況や経験や行動をひとつの物語にまとめます。言い換えれば語るために、状況や経験や行動に何らかの因果関係や意味をつけようとします。これが「意味の生成」です。

ひとりで語れば自己認識が表れますし、複数で語れば共通認識が生まれます。しかし客観的状況が同じでも、それについてのとらえ方や意味づけは、人によって大きく異なります。そうした違いを見極めることができる点に、臨床倫理学としてのナラティブの効果があります。

もう一方の「語り」は、語り手と聞き手の関係性を考えることがテーマです。

たとえば患者と訪問診療医、家族と訪問診療医、看護師と訪問診療医、あるいは患者と家族、家族と看護師というように、組み合わせが異なるときは、そこで語られる内容も当然のように異なります。そして語る相手によって、無意識のうちに制限をかけています。その制限は視点（どの位置に立って見ているか）と距離（どのくらい離れたところから見ているか）の影響を受けています。

医療現場に、患者やその家族の意向を反映させようと考える臨床倫理学においては、患者・家族の意向を正確に受けとめることが前提条件として存在します。患者・家族がどのような立場でものを見ているのか、その発言は関係性の影響を受けているのか否か。表層的な言葉にとらわれすぎず、患者・家族が本当に願っていることにたどり着いて対応するのも、よりよい在宅療養生活を長く継続してもらうための重要なファクターなのです。

私の仕事の現場でいえば、患者や家族との最初の面談が最も大切なナラティブの機会となります。

その内容を４分割法のシートに書き込み、実際に訪問診療を担当することに決まったあとは、訪問診療や電話の会話のなかでナラティブを積み重ねていきます。面談時は患者側から「闘病経験の物語」が語られ、訪問診療が始まると共有の「在宅療養の物語」が生まれます。そのうち私も「医師の物語」を披露するようになり、徐々に関係性が深まっていくのを感じられるのです。

ナラティブは認識の歪みを正す

ナラティブの具体例を挙げてみましょう。

ある小児患者は気管切開をしていて声を出すことができず、お母さんが看病していました。その日は「咳が止まらないんです」とお母さんに言われました。嚥下障害のため唾液が気管に流れ落ち、咳が出やすくなるのです。

お母さんは「痰を吸引する回数が多くて、もう大変で……」と続けました。私はそこで「咳止めの薬を出しましょうか」とか「咳の原因を調べてみましょうか」と言いたくなりましたが、お母さんが何を求めて話しているのか、その時点ではまだわかりません。

こういうときのナラティブは、語られたことをそのまま受けとるのが大前提です。私は質問を控え、もう少し話を聞いてみることにしました。

お母さんが「5日前からなんです。起きている間は、10分ごとに吸引しなきゃならなくて」と言ったところで、看護師が「10分ごとじゃ大変ですよね。アルコール綿を多めに補充しておきましょうか」と言葉を挟みました。痰の吸引にはアルコール綿が必要です。その管理や補充は看護師の仕事ですから、話の流れを自分の身に引きつけて考えたのでしょう。

しかしお母さんはしばらくすると、5日前、気管切開の定期検診で耳鼻科外来へ行ったこと、そのときの医師が患児本人に何も言わず、いきなり鼻からファイバーを入れて喉頭を見始めたことなどを語り、そして「この子もびっくりして咳が出たんです。それ以来、咳をするようになって。トラウマになってるんだと思います」と強い口調で結びました。

同じ話を聞いていても、人によってキャッチする部分が違います。私は医者なので薬の処方や原因の究明を求められているのかと思いましたし、看護師は自分が管理するアルコール綿を「お母さんは、もっと欲しいと思っているのではないか」と考えました。けれどお母さんの語りの意味は、ひどい耳鼻科医に会ってしまったという憤りの発露だったのです。

看護師や私の認識は、職業的な視点の影響を受けて歪んでいたともいえます。

誰でも人に相談事をされたとき、自分が解決できそうなことから先に耳に入ってくるのではないでしょうか。私たちのような職業は特に、相手の役に立ちたいという気持ちが空回りすると、相手の言葉を自分に引きつけて考えすぎてしまい、結局は相手のニーズに応えられずに終わることがあります。

口を挟まずに最後まで聞いていれば答えがわかるのに、話の途中で「過去に同じようなケースがあったな」とステレオタイプに当てはめようとしたり、自分のできることのなかから答えを出そうとしたりするのは危険です。見当はずれの応答が患者・家族をがっかりさせ、信頼関係を損なうことになるかもしれません。

ナラティブを意識することにより、そうした思い込みや間違いを回避できます。私は相手が語っているとき、できるだけ黙って最後まで聞くようにします。これは問診や対話とは異なりますので、「傾聴」という言葉を使っています。

［第4章］

病との共生、緩和ケア、看取り……
地域で訪問医として
生きることとの「リアル」

訪問診療医になって約8年が経ちました。「理想と現実は違ったんじゃないですか」とか「キツイ仕事だろう?」とか、いろいろなところで、いろいろな人に聞かれます。「在宅医療という地域医療で患者や家族を助けたい」という願望はもっていましたが、理想はあまり思い描きませんでした。始める前に「こういうもの」と決め込まないほうがいいと思いましたし、開業前に訪問診療の経験がなくて〝理想の形〟がわからなかったこともあります。

また、たしかにキツイと感じるときもありますが、私にとっては患者とゆっくり対峙できない勤務医のほうがキツイ仕事でした。何に耐えられて何を耐えられないかは人それぞれで、私はきっと訪問診療医に向いているのでしょう。

約8年の間に数多くの患者とその家族に出会い、嬉しかったこと、つらかったこと、後悔したことなどたくさんの経験をもらいました。この章では、それらの思い出を点描してみたいと思います。

在宅医療の時間はゆっくりと進む

訪問診療医になって間もないころの私は「これで思う存分、患者や家族のために働ける」と意欲に燃えていました。医者としての自分が、在宅療養の生活に役立つのです。患者や家族に積極的に話しかけ、これまでの経験やスキルを生かせることはないかと探しているような状態でした。

「これは違うな」と気づいたのは、ある80歳代の女性患者の家に往診したときです。

体調を聞いたとき「起き上がると、くらくらするんですよね」という答えが返ってきたので、私は「高齢の方は、自律神経がよくなくなってくるんです。起立性低血圧という病気に近い状態ですね」と説明しました。そして「起きるときはゆっくり起き上がって、座った状態で少し待ってください。しばらくして、落ち着いてから動けばくらくらしなくなりますよ」と、具体的な方法を伝えました。

医師としては模範的な対応ですが、この場合は間違いでした。その患者はガッカリした様子で黙り込んでしまったのです。

あとで娘さんに聞くと、そのような対処法はとうに実行しているとのことでした。では、もっと有効な方法を期待したのかというとそうでもなく、「ただ、こぼしたかったんでしょう」と笑っていました。

そのころの私はナラティブの考え方を知らず、ほとんど先回りするようにして、患者の要望をキャッチしようとしていました。同じことを言うのでも、今なら「ゆっくり起き上がって、しばらく座った状態でいるといいんですけど、そういうことは、もうしていますか?」と問いかけます。そうすれば少なくとも「はい」か「いいえ」の答えは引き出せ、次の段階に話を進めることができます。

早急な答えの提示は、患者や家族との会話を終わらせてしまうことがあります。それではいつまで経っても信頼関係が育ちません。

私が考える信頼関係を育むには、ある程度の時間がかかります。最初は患者や家族の話に耳を傾ける「傾聴」の時間です。

たとえば在宅療養に入ったばかりの患家は、患者も家族も生活形態が変わって大変な状況です。私は治療や医療の機器の使い方などわからないことが多いだろうと思い、実務的な説明などを用意していきます。そんなときでも患者や家族には話したいことがたくさんあり、私の言葉はほぼ聞き流されてしまいます。

在宅医療のなかでも医師はやはり特別の存在で、患者や家族は「まず、この人にすべてをわかっていてほしい」と願うのかもしれません。私は傾聴に徹し、相手が私の言葉を受け入れる状態になるまで待ちます。

考えてみれば、在宅医療には病院医療よりたっぷりの時間があるのです。病院では「これでは、ベルトコンベアに乗せるための関係づくりだ」と感じるときもありました。高齢者が入院するときは必ず「万一の場合、心臓マッサージや人工呼吸は希望されますか？」と家族に質問し、「うちのおばあちゃんは年齢より元気で、ゴルフもしているくらいなんです」と言われても「同意書をいただく規則ですから」と聞く耳をもたない。そういう状況が嫌で仕方がなかったのに、何を焦っているんだと自分が可笑しくなりました。

がんの末期で在宅療養を始めた翌日に亡くなるような患者もなかにはいますが、ほとんどの人は少なくとも数ヵ月は自宅での日々を過ごします。慢性疾患の小児では、開院以来のおつきあいが続いている患家も数軒あります。

患者・家族のペースに合わせて物事を進めること。コミュニケーションも時間をかけてゆっくり重ねていくこと。今はそれが大事だと思っています。

医療的なことが生活のなかに隠れている

とかく頭でイメージしたことは、期待するほどうまくはいかないようです。それに気づいてから、先の予測はあまり立てないようにしています。

患家を訪問するとき―さあ、今日は診察して、採血して、何かあったら、この薬の処方箋を出して」と準備万端、身構えていくと、必ずといっていいほど、何か大事なことを見落とすのです。大事なこととは、患者の病気に対する心境の変化だったり、患家で起きている人間関係の齟齬だったりします。

だからなるべく気持ちをさらにして、心も態度もオープンな状態で「こんにちは」と玄関を入ります。すると料理中の匂いとか、家族が出迎えてくれたときの感じとか、庭の花が咲き始めたり、同居しているお孫さんの歌う声も聞こえたりして、そんなことを「今日も、いつもどおりの生活が続いているな」と感じながら患者のもとへ行きます。

「グラジオラスがきれいに咲きましたね」と話しかけて、曇りのない笑顔が返ってくればひとまずホッとします。いつもと少し様子が違うようなら、「体調がよくないいかな？　それとも精神的なことかな？」と気に留めます。

診察を始めながら「この1週間、何か変わったことはありましたか？」と聞き、認知症など記憶に自信のない人には「ご気分はいかがですか」と今のことを尋ねます。そのときの答えや反応次第で、気がかりが大きくなったり、小さくなったりします。

同じ痛みを「すごく痛い」と感じる患者もいれば、「ちょっと痛む」と感じる患者もいます。同じ医師が同じ患者を長く診ることに加え、診療する場所は患者のホームグラウンドです。勤務医時代にはあれほど「何でも相談してくださいね」と言っても聞けなかった本音や弱音が、ここでは包み隠すことなく吐露されます。

その患者に関して頭のなかに蓄積した情報を振り返り、私は「まだ痛み止めを増やすほどでもないだろう」「この人が痛いというのだから、かなり我慢しているな」と個別の判断を下します。訪問診療の積み重ねとは、そういうものではないかと思います。

それでも、高齢の患者のなかには医者に直接、話をするのは申し訳ないと思うのか、そばの看護師に向かって、私の質問の答えを返す人もいます。そういうときはできるだけ長く一緒にいて、会話のなかから患者のことを知るようにします。

まだ患者数が今ほど多くなくて時間に余裕のあったころは、2時間の点滴が終わるまで、患者や家族とお茶を飲んで過ごすようなこともありました。今はそこまで長居はできませんが、病状の安定している患者のところへは診療というより、ほとんど雑談をしにいっているような感覚です。

たとえば一緒にいる間に、患者がコーヒーをお替わりします。「コーヒー、お好きなんですか?」と聞くと、恥ずかしそうに笑うだけで言葉は返ってきません。代わりに家族が「大好きなんですよ。ね? おばあちゃん、コーヒーがいちばんおいしいのよね」と答えました。

その患者は夜中のトイレに3~4回も起きてしまうというので、少し前から内服薬を処方していましたが、なかなか効果が見られなかったのですが、利尿作用のあるコーヒーをよく飲むなら、それが原因になっているのかもしれないと診断の要素がひとつ増えます。

訪問診療では雑談のなかに、患家の生活のなかに医療的なことが隠れています。医者としての職域を意識しすぎると、大事なことを見逃す危険性があるのはそのためです。

患者のために家族を支える

患者の病態や症状は、患者を看病する家族の生活に直接の影響を及ぼします。

前項のコーヒー好きの女性は、歩行障害がありました。トイレには必ず家族がついていきますので、家族は寝不足になっているかもしれません。いつも付き添っているのは患者の実の娘さんですが、私に症状を伝える言外に、そうした事情を知ってほしいという思いがあった可能性も考えられます。

帰りがけに「疲れが溜まってきませんか？」と聞くと「はい、でも今は何とか」と辛うじて笑顔が見えました。体調が悪そうなときは家族を診察することもあります。

家族の心身の状態は、患者の在宅療養生活の質に直結します。私は基本的に、患者と家族を「患家」というひとまとめにして考えるようにしています。患者のことと同じくらいに家族の健康や意向を大切にしなければ、両者にとって安心で心地よい暮らしを長く続けることはできないからです。極言すれば、患者の生活環境がよくなることを第一の目的において支援を行っています。

患者に付き添う役割の家族が複数いる家庭はほとんどありません。週に1～2日でも交替してくれる家族や親戚がいればいいのですが、そういうメンバーがいなかったり、いても「頼りたくない」というような場合は、ショートステイなど福祉サービスの利用を提案したりします。看護師やケアマネジャーが先に提案して保留になっているようなときでも、医者の私が言うと聞き入れてくれることがあります。

小児患者の両親は20～30歳代が多く、体力的には若さを注ぐことができる半面、生活基盤を安定させるために苦労を抱えているケースが少なくありません。お父さんは仕事に出ていると、看病はどうしてもお母さんの役割です。

あるとき、赤ちゃんを抱いたお母さんが面談に訪れました。その患児は気管軟化症があり、泣くと呼吸が悪くなってしまうため、一日中、抱っこしていなければなりません。ひとりで看ているというお母さんは、自分の服装を気にする余裕などない様子でした。

訪問診療を始めてしばらく経つと、部屋のベランダに洗濯物が並ぶようになりました。

それまでは、外に干してあるのを見たことがなかったのです。室内が以前より片づいているとか、お母さんがお化粧をするようになったとか、そういう変化を垣間見て、自宅で看病する生活が少しずつ、落ち着いてきたことを知ります。

入院生活から在宅療養へ移行したばかりのころは、どの家庭でも家族が大きな不安を抱えます。不安の理由は医療的ケアを間違いなくできるかということと、患者の具合が悪くなったとき、家族だけで異変にちゃんと気づけるかということです。

かくいう私も開院当初はそれがいちばんの心配事でした。家族が行うケアの内容は、家庭によって異なります。小児では、気管切開のチューブ（カニュレ）の交換を家族ですることが多いですが、家族だけで行うこともあれば、私や訪問看護師が訪問した時に家族がする家庭もありますし、私が訪問した時に私が交換する人もいます。

私がカニュレ交換をしている場合、誤ってカニュレが抜けてしまった時に備えて、家族にカニュレ交換を自分たちですることを勧めます。多くの家族は「やってみます」と積極的に関わろうとします。そのほかでもわからないことや困ったことがあると電話をかけてきます。私もその間はできるだけ頻繁に訪問します。見方を変えれば、患者・家族と私が互いの人となりをおぼろげに知るようになる期間です。

3〜4週間すると、電話がかかってこなくなります。そしてあるとき家族が「先生、この子を連れて外出していいですか?」と言ったり、患者本人が「桜が咲いたらお花見に行きたい」と希望したり、家以外の外部に目を向けた発言をするようになります。

私は「家族も患者も在宅療養に慣れて、無事に移行期から継続期へ進んだな」とひと安心します。外出時のケアを説明し、用意しておくと便利なものを伝え、酸素ボンベを追加で注文するなど、新しい局面に入ったことを嬉しく感じながらいろいろな作業をします。

訪問診療医の仕事は、ここからが本番といってもいいかもしれません。それまでの病院医療の延長のような支援から、ようやく患者の生活に根ざした支援に入っていくのです。

患者と家族の人間関係を理解するまで

訪問診療を受けられる人の条件は、「ひとりでは通院治療が困難な人」という一応のくくりが定められています。しかし、通院が困難と判断するための尺度にもバラつきがあり、現在の当クリニックのように患者数が満杯の状況では、お引き受けしようかすまいか毎回のように悩んでしまいます。

ある認知症の女性患者は「病院には行きたくない」と言い、40歳代の娘さんも「バスと電車を乗り継いで連れていくのは無理」と言って訪問診療を申し込みに来ました。私のなかでは「同じような状況でも、介護タクシーなどを使って通院している人はいっぱいいるんだけどな」という思いが生まれます。病院内ではホームヘルパーの介添えを利用できませんが、行き帰りの移動中は手伝ってもらえます。患者は細身の体格で、病院内だけなら娘さんひとりでも大丈夫そうに見えました。

けれどもう一歩、踏み込んで話を聞いてみると別の事情がありました。移動中にトイレへ行きたくなり、大変に困ったときの経験が「病院に行きたくない」という気持ちに繋がっていたのです。

男性で介護を手伝える家族がいないとか、まだ手のかかる小さな子どもがいるとか、患家それぞれの背景に別個の事情が存在します。主に介護している家族が娘さんか、お嫁さんかということによって、状況の繊細な部分が左右されるケースも少なくありません。

いくつかの方法や進路からひとつを選択しなければならないとき、お嫁さんに「どうしましょうか？」と質問すると「私には決められない」「相談しておきます」と言われることがままあります。日常の世話を任されていても、重要な局面における意思決定権はもたされていないという立場の人たちです。

開院当初はそうした立場の難しさを察することができず、「『わかりました』と言いながら、どうしていつまでも決めてくれないのだろう」と訝しく感じたりしました。その人は明るく気丈なお嫁さんで、お舅さんである患者の介護を「すべて私が任されているから」と長年ひとりで頑張っていましたが、今から思うと決定権はなく、夫やその兄妹との相談がうまく運ばなかったのでしょう。

私はそこまで踏み込んだ背景を見ようとしなかったし、その人の微妙な立場も理解していませんでした。口に出して聞かされなくても、そういう可能性があることに気がつかなければならなかったのです。

ほかの家族が他界し、高齢の患者とお嫁さんだけで暮らしている患家もあります。いわゆる老老介護は少なくありません。お父さんを怖がっているように見えた小児患者の家は、お父さんが単身赴任の仕事から転職し、再び一緒に生活し始めたばかりでした。


患者と家族の関係性を理解できると、それまで何となくしっくりとこなかったコミュニケーションの違和感が「なるほど、こういう理由だったのか」と一挙に解消されます。深いところまで見えるようになるには、もちろん時間がかかります。そういうことを含めて訪問診療時のお喋りは、私にいろいろなことに気づくためのきっかけを与えてくれるのです。

信頼関係のプロセス

患者や家族との間に「信頼関係を築けた」と確信する時間が続けば、どんなにか心安らかで満ち足りた気分だろうと思います。現実はそう簡単にはいかず、信頼を摑んだと思ってもまだ道の途中だったりします。「今回は信頼して受け入れてもらえた。でも次はわからない」「この患者さんの考え方は概ね信頼しているが、今回の要望は受け入れられない」ということの繰り返しなのです。

まるで「三歩進んで二歩下がる」のような漸進です。その先に確固たる信頼関係があればいいのですが、模索はなかなか結果にたどり着きません。私のいう「信頼関係」とは、互いがどのような価値観を主張しても理解され、受け入れてもらえるような関係を指します。

訪問診療の仕事をしていると、患者や家族にこちらの要望を理解してもらうための努力は自然とできます。ただ、理解されても、患者や家族の行動が変わらなければ受け入れられたことにはなりません。

ある高齢の男性患者が「暑くて眠れない、日中も暑さで息苦しい」と訴えました。冷房が嫌いで「体質に合わない」と頑なに言い、「こういう時季は高めの設定でいいので冷房を入れて、羽織るもので温度調節をすると過ごしやすいですよ」と言っても聞く耳をもってくれません。せめて扇風機をと思いましたが、受け入れてもらえないまま夏が終わりました。

脳卒中の後遺症で半身に麻痺のある女性患者は、訪問リハビリテーションを受けたくないとずっと拒んでいました。家族、看護師、ケアマネジャーたちが勧めてもうんと言わず、息子さんと看護師に「先生から説得してください」と頼まれました。

私は内心、無理ではないかと思いました。これほど総がかりで説得されても拒否するということは、何かはっきりした理由が本人のなかにあるのです。

それを我慢して運動させられるのはお気の毒なので「リハビリしたほうがいいんですけど、やはり嫌ですか?」という程度の説得と、あとは理由を引き出すような会話をしました。「ご近所には古い友人や知人がたくさんいる。リハビリの先生と歩行練習をするような姿をさらしたくない」ということでした。

こういう場合は精神的苦痛を強いるより、本人がその気になるときを待ったほうがいいと息子さんたちに話しましたが、数日後「母がリハビリをお願いしたいそうです」と電話がかかってきました。特に私が何か言ったわけではありません。誰かに気持ちを聞いてもらうだけで、精神的な区切りがついたように前向きになれることもあるのです。

行動で、受け入れたか否かを示すのは患者や家族ばかりではありません。私が患者や家族の言うことや要望を受け入れたかどうかも、私のその後の行動を見れば判断できます。納得のいく案件なら問題意識をもって対応しますし、「ああ、そうですね」「考えておきます」などと言いつつ、行動がまったく伴っていないならNOの証しです。

そんなことを繰り返すうちに、徐々に信頼関係が深まっていきます。患者や家族に繰り返し言って拒否されたことでも、こちらが相手の要望に対応したら、いつの間にか受け入れて行動に移してくれた、というときもあります。これがコミュニケーションだと思います。私の言ったことが、少しずつ、患者や家族のなかに入っていくのです。

このようなプロセスを踏む関係性の構築は、病院医療のなかでは望むことのできない「人と人」との近づき方を表します。病院にいたころの私は医者であることがすべてでしたが、在宅医療では私という支援者の一部に医者の部分があると感じています。

強いジレンマやストレスを感じるとき

前項で、私が患者や家族の要望を受け入れないときもあることに触れました。患者や家族のなかには、私とはまったく違う価値観で生きている人もいます。異なっていても「そういう考え方も理解できるな」と納得がいけばいいのですが、ときには理解しがたい、もっといえば、個人的に受け入れがたい価値観にも遭遇します。

あるお母さんは子どもが重症心身障害児であるという現実を抱えきれず、自分を責めるような考え方にとらわれていました。

親御さんが時々、そういう思いに苛まれることは珍しくありません。

けれど、その先は人それぞれです。子どもと自分のおかれた現実を受けとめ、「この状況で、ベストの選択は何ですか？」と前向きに動き出す人なら、私たち周囲の人間は考えられる限りのバックアップができます。「こういう考え方になっても仕方がないでしょう？」「この気持ちは、同じ立場になった人しかわからないと思います」と語り続ける人には、相手の気が済むまで話を聞くことしかできません。このお母さんは後者でした。

訪問診療のたびにそうした時間が繰り返されると、「どうして無理なことばかり言うのだろう」と私のほうにもやりきれなさが溜まってきます。その場でこちらの意見を述べたり率直な気持ちを伝えたりすると、相手はさらに感情的になったり、反感をもって心を閉ざしたりしてしまいます。

これは、病院の勤務医として、患者や家族との間に適度な距離をおいていたころには想像もつかない事態でした。患者や家族の本音に近いところで関わっている分、理解できない価値観の要求に答えを求められると、強いジレンマやストレスを感じることがあります。しかし訪問診療医が疲弊していては、患者や家族によりよい在宅療養生活を提供できません。私は自己防衛の手段として「客観的立場に徹する」という方法を見つけました。

出口のない長い話をお母さんが始め、その内容に異を唱えたり否定的な立場をとったりしたくなったときは、まず「私は『お母さんの話を受け入れられない』と感じている」ということを自覚します。自分の感情を含めて俯瞰すると、俯瞰しようとしている間に冷静さを取り戻すことができ、ジレンマで高ぶりかけた気持ちが少し楽になります。

そして「どうして無理なことを願うのだろう」「それは不可能だと何度も言っているのに」と考えるのではなく、「これがお母さんの願いなんだな」「どうにもならないことでも、その現実を受け入れられない状況に今もあるのだ」と考えます。お母さんの思考の構造を分析し、それを患家についての情報の一部として収集するのです。そうすれば自分がストレスを感じただけでは終わらずに、次の段階へと繋がる要素を手に入れることができます。

治療で病気を治せる場合は、患者や家族の願いが実現に近づいていきます。それは関わる者にとって何ものにも替えがたい成果です。

治癒が困難な場合、本人も家族も、それを受け入れざるを得ない現実に直面します。その際の精神的苦痛を支えることが訪問診療医の仕事です。

生まれたときから障害をもつ子どもや、そのまま成人を迎えた障害者は、ある意味では精神的苦痛のなかに生活があるといっていいかもしれません。しかし多くのお父さんお母さんたちはパワフルに、子どもの送る毎日を少しでもよくしようと工夫やチャレンジに励んでいます。

複数の障害を抱える患児のお母さんが「今は子育て中だから」と漏らしたとき、「子育て」という言葉にハッとしました。その患児はひとりっ子です。私が看病とばかり思っていたことが、お母さんにとっては子育てなのです。子どもの成長を楽しみにして見守る親の気持ちは、障害の有無などまったく関係がないと痛感する一言でした。

連携を感じる看護師さんたちのこと

そんなふうに在宅療養の生活に関わっていくと、私のほうもいつの間にか、患家の人たちに観察を重ねられています。「先生もお元気そうですね」「疲れているんじゃありませんか？」などと声をかけてもらいますが、今まででいちばん驚いたのは、子どもができたことを言い当てられたときです。

私も妻に妊娠したことを聞いたばかりで、年配の女性患者に「もしかして、おめでたですか？」と言われ、狐につままれたような気分でした。私の何をどう見てそう思ったのか、今もって見当がつきません。本人に聞いても「何となくですよ」と笑うだけで、何も教えてくれませんでした。

患者は日中のほとんどを自宅のベッドで過ごします。私が患者を診る眼と同じくらい、あるいはそれ以上に注意深いアンテナで、私の行動や様子、何気ない言葉の意味などを感じとっているのかもしれません。

「在宅療養の患者にとり、訪れる人が〝社会〟だ」と聞いたことがあります。私は外の空気をまとい、町や近所の出来事を見聞きした身で患者を訪ねます。白衣で行くことはなく、いつもポロシャツやセーターなどの普段着です。そこから「先生、その服似合いますね」と会話が始まったりします。

診療用の車には、クリニックの名前やマークを入れていません。患家によっては「訪問診療を受けていることを、ご近所にあまり知られたくない」という場合がありますし、名前を入れる必要性を感じないからです。定期的に現れる私は、ご近所に「よくお見舞いにくる親戚か何か」と思われているかもしれません。

よく一緒に仕事をする訪問看護ステーションも、名前の入っていない普通車を使っています。所属する看護師が3名の小さな事業所ですが、非常にきめ細かく、配慮の行き届いた看護をしてくれます。私はその人たちと組むと、患者と家族のための「ヘルスケアチームの連携」が理想的に機能していると感じます。

おそらく私より年上の朗らかな女性ばかりで、患家には思い思いのお洒落をしてやってきます。部屋の雰囲気が明るくなり、患者や家族も華やいだ気分になっているのがわかります。

普段の患家では一日にひとりずつ来てローテーションで看護をしますが、患者が亡くなられると、その人たちは深夜でも3人揃って姿を見せます。体を丁寧に拭き、装束を着せ、男性ならヒゲを剃り、女性ならきれいにお化粧します。最期のお別れに、心のこもったエンジェルケアをするのです。

ほかの訪問看護ステーションはその日の当番の看護師が訪れエンジェルケアをしたり、エンジェルケアを葬儀社に任せるところもあります。生前を知る看護師3人が「やっぱり美人ですよね」とか「ワイシャツにポケットチーフ入れましょうか」などと話しながら施すエンジェルケアは、遺族となったばかりの家族の気持ちもケアしているように見えます。

在宅の看取りは生活の延長線上にある

看取りはつらく、悲しい出来事というのが一般的なイメージでしょうか。

自宅で最期を迎える患者は、本人がそれを希望し、希望どおりに逝く場合がほとんどです。「どうしても家で死にたい」と病院から戻り、家族も「この人のために、最後にできることだから」と覚悟を決めた家の看取りは、大事な人を失った悲しみのなかにも、「望みを叶えてあげられた」という安堵感や達成感が滲むものです。

病院に勤めていたころ、看取りは心電図のモニターを見て行なうものでした。最期が近づくと家族に伝え、臨終の前には連絡して来てもらい、そのタイミングを逸しないように、経過をよく観察するのがよい医者の仕事だと思っていました。

危篤になったとき患者が痛みに苦しんでいたら、モルヒネなどの薬を使います。その点は在宅医療も同様で、患者は眠っているような状態になります。

病院の場合はそのあと、各種機器を用いて数値を見つめます。心電図のモニターの波が少なくなったり、呼吸数が減ってきたりしたら「そろそろです」と傍らの家族に伝えます。もっともナースステーションのモニターで観察するケースも多く、医師が病室に顔を出したときにはもう呼吸が止まっている、ということもあります。

亡くなっていくプロセスのなかで、家族はただ、その場に居合わせただけかのように存在します。患者の死に関わる主体は医師であり、「今、息を引きとられました」と言ったあと、主体の席を家族に明け渡します。

救急センターに勤務したころには、心肺停止のお年寄りが救急車で運ばれてきました。そういうときのルールとして、心臓マッサージや人工呼吸器の装着、強い薬の投与などの蘇生術を試みます。健康な人が急に具合が悪くなったときには有効な手段ですが、「果たしてこの人に、この処置はふさわしいのだろうか」と考えることがよくありました。もしも在宅療養中の患者が最後の最後に病院へ運ばれたのであれば、ばたばたと蘇生術など試さずに、早く家族のもとに帰らせてあげたいと思ったのです。

急に具合が悪くなって病院の救急外来へ行き、入院してそこで亡くなる患者もいます。退院して当日に自宅で亡くなった患者もいます。「最期は家で」と患者が望んだのなら、それを実現できた家族は安堵しますし、できなかった家族が心に悔いを残すのも当然のことでしょう。

訪問診療医の立場でいえば、最期の瞬間にいるのが家であっても、病院であっても、そこに至るまでの時間を1秒でも長く、自宅で家族とともに過ごしてもらえたらと考えます。死は生活の延長線上です。たとえ亡くならなくても、いろいろな理由で家族との生活が終わってしまうことはあります。

看取りの話に戻すと、在宅医療の場合は心電図などのモニター類を使いません。代わりに、どのような状況で亡くなっていくのか、死に向かうプロセスで示される体の変化などを家族に説明します。点滴をしながら亡くなる人もいますが、多くの家族は望まず、「自然経過に任せたい」と言います。ほかにも何か要望があれば、できるだけ応えるようにします。

家で自然に亡くなるときは、患者が少し苦しそうに見えることがあります。実際は無意識のものだといわれていますが、家族は何かせずにはいられなくなります。そのときにしてあげるといいことを伝え、私は一旦、診療所に帰ります。あとは家族の時間です。

「こういう症状が出てきた」と電話が来ると、そのまま電話で「1日以内に亡くなることが多いです」と説明することもあれば、訪問して説明することもあります。初めてそのような状況に直面する家族が不安を感じ、「とりあえず診てください」と言われたらすぐ向かいます。

お母さんを看取ったことのある女性は、お父さんを看取る際に「こういう症状になってきました。母のときと同じだから大丈夫です。亡くなったあと連絡します」と電話をくれることもあります。

息を引きとる前に連絡があれば訪問し、家族と一緒にお看取りをします。家族だけで送られた場合は、連絡をもらったとき訪問します。一概に決めつけてはいけませんが、看取ったあとの夫人や娘さんは、無事に送ったという満足感が勝っているように見えます。対してご主人や息子さんは喪失感が大きく、「やはり、こういうときは男のほうが弱いのかな」と同性としてうなずける部分もあります。

2012年度に内閣府が行なった「高齢者の健康に関する意識調査」によると、1919人のうち54・6％が「自宅で最期を迎えたい」と答えたそうです。実際に自宅で亡くなった人の数は15%ですから、希望が叶った人は少数派といえるかもしれません。

ある患者のこと

その男性患者は初対面のとき、70歳代でした。子どものころに脊椎カリエス（結核性脊椎炎）を患って背骨と神経を侵され、両下肢が麻痺して動かず、何十年も完治していない床ずれがありました。歯科技工士の仕事を長く続け、結婚して息子さんもいますが、高齢になってから病気が悪化し、訪問診療を受けたいと訪ねてみえました。

通院できないわけではないというので、訪問診療を希望する理由を尋ねました。在宅医療は基本的に、ひとりで通院できない患者を対象にしているからです。

その人は、最近はちょっと外出しても疲れる、体力がもたなくなった、「同じ疲れるなら病院通いではなく、楽しみのために外出したい」と言いました。私はもっともな話だと思い、かかりつけの訪問診療医になることを引き受けました。

2013年に亡くなるまで、2年半のおつきあいでした。時々くる腹痛に対し、いろいろな薬を試したり、床ずれの治療をしていました。

次々と試みる私に、その人は折に触れ、私にいろいろな質問を投げかけました。

今後、どのような治療をしていくのか。それはどんな効果と、どんな弊害が考えられるか。今よりよくなる可能性はあるのか。死ぬまでの時間はどのくらいか。残された時間で、自分は何をすべきか。

残りの人生を正確に計り、その間に、したいことを全部やり遂げようと決めている人です。私はできるだけ誠実に答え、希望的観測を挟むことはしませんでした。

鎮痛剤はどれも大して効かず、時々くる激しい痛みに耐えていたはずですが、それを私に訴えるでもなく、いつも淡々と「この薬、やっぱり効かなくてね」と症状を説明するだけでした。最後は食事を受けつけない状態になり、奥さんと息子さんに見守られて息を引きとりました。

他界後、自分の葬儀のことや遺品のこと、家族に遺す貯蓄のことなどを生前に整理し、奥さんとよく話し合い、あとを託していったと聞きました。「したいこと」のリストは痛みの間隙を縫いながら、すべてクリアして逝きました。

命日が近づくと、その人の好物を奥さんが届けてくれます。「おいしいものが大好きだったから、取り寄せ品のおすそ分けよ」と言います。亡くなった後、息子さんは父親のように困っている人の助けになれればと、訪問マッサージの仕事をはじめました。

知的で明るく、周囲に対して配慮があり、でも、どこか不思議な感じのする人でした。どうすればあのように、冷静な眼で自分の死を見つめられるのかわかりません。何かにつけ思い出す、人生の師のような患者さんです。

自宅での生活をより良く、できるだけ長く続けるために的確な判断ができるか

この章の終わりに、悔いの残る診療例を紹介します。

32歳の重症心身障害者の女性には70歳台の両親がいました。この女性は30歳で誤嚥性肺炎になるまでは、口から食事を食べて福祉施設に毎日通っておりました。誤嚥性肺炎になったとき、救急搬送された病院で呼吸状態がかなり悪く人工呼吸器をつけることになりました。人工呼吸器は外せましたが、気管切開を作り療養型の病院に転院しました。栄養

はやはり口から摂ることはできず、鼻から胃に通した細いチューブで経鼻経管栄養をしていました。

療養型の病院で1年半を過ごし、「それほど長くはないだろう」と医師から言われました。訪問診療を受けて在宅療養する方法を知り、「長くないのなら、家に帰ろうか」と訪問診療医の私のところに面談を受けに来ました。

初診で私は、長くないというほど悪い状態ではないと思いました。在宅移行期を経て生活が安定すれば、自宅で両親との暮らしを続けられるレベルです。それよりもお父さんとお母さんにそれぞれ持病があり、関節リウマチや心疾患を抱える体で自宅療養のケアができるかどうかが気がかりでした。

面談時の4分割法のシートでも、患者本人の医学的評価では自宅で生活できる状態、日常の営みには両親の手が必要ですが、家族の関係は良好です。看病もふたりなら、それほど無理をしないで続けられそうです。何より「3人で家で暮らしたい」という強い意向があり、私もそれを支援したいと思いましたので、訪問診療を引き受けることにしました。

実際に生活のリズムが安定した後は、福祉施設に通所して日中を過ごすようになりました。通所中は両親に体を休めて貰うようにしました。その生活にも慣れ、次はショートステイの利用を始めました。

けれどあるとき、患者が風邪をひいてしまいました。全身状態は悪くなく自宅で療養できるレベルでした。夜中も両親のどちらかが起きて気管切開から痰を吸引し、交替で休むような日が続くなか、お母さんが健康を害しました。心臓の持病が悪化し入院しなければならなくなったのです。私は4分割法シートの本人の医学的評価だけを重視して周囲の状況である家族の状態の評価を誤ったのです。

そうなるとお父さんだけでは看病が困難なため、私の患者である娘さんが一時入院できる先を探さなければなりません。このときには風邪はすっかり治っていたのですが、何とかすぐに地域の病院に入院させて貰い、お母さんは入院治療を受けることができました。その後、重症心身障害者施設にショートステイすることになり、お母さんが退院して体調が戻ったところで自宅に戻ってきました。このようなことがあって数カ月後、患者は重症心身障害者施設に本入所し現在もそこで生活しています。

重症心身障害児・者の看病は、子どもが小さいうちはお母さんも若く頑張りが効きます。

私が往診しながらお母さんが家でケアしたほうが一般病棟より行き届いたケアができている場合も多いのです。しかし、お母さんは70歳と高齢で持病もあったため、患者の風邪は治りましたが、お母さんが入院し本人も自宅で生活できない時期を過ごしました。恐らく入院して治療を受けたほうが、お母さんの体調も悪くならず、本人も比較的短期間で退院できたのではないかと思います。そして、このようなエピソードがあったため、ご両親は施設への本入所を考え始め、それが家族全員の一番良い選択だと思ったのでしょう。

訪問診療医は、自宅で医療を提供するため、なるべく自宅で治療をしたいと考えがちですが、長い目で見て自宅での生活をより長く続けるためには、入院という選択肢を選ぶことも必要だと教えられました。

［第5章］

超高齢社会の医療には、訪問医の存在が必要不可欠

在宅医療の社会的ニーズを考える　①一般の在宅医療

これまで述べてきたように在宅医療は、通院できない患者が自宅でかかりつけ医の定期診療を受けられる医療体制を指します。患者は主に、歩行困難などがある高齢者、ターミナルケアを含む緩和ケア期の患者、小児慢性疾患の障害児と成人後の障害者が対象となります。

ここでは厚生労働省の区分に準じ、高齢者や緩和ケア患者の「在宅医療」と、小児科が担当する「小児在宅医療」に分けて現状や展望を見てみましょう。便宜上、前者は「一般の在宅医療」と記すことにします。

一般の在宅医療は、１９８０年に「インスリン在宅自己注射指導管理料」が設けられたところから制度化が始まったとされます。診療報酬が発生するようになった、つまり医師の業務の一環として成立したわけです。

そこから徐々に、寝たきり老人在宅総合診療料、ターミナルケアの加算、24時間連携加算と報酬制度が整えられ、２００６年、在宅療養支援診療所が新設されました。私のような訪問診療医が常駐する診療所です。

この報酬を制度化した順番を見ると、在宅療養が高齢者への施策として始まり、緩和ケアへの対応がのちに加わったという変遷がわかります。背景にはもちろん超高齢社会の到来があります。

国立社会保障・人口問題研究所の推計によれば、日本の総人口における75歳以上の割合は、現在の約14％が２０２５年に18％を超え、２０５５年には26％に達すると想定されています。人口減少と少子化も拍車がかかっていますから、日本の社会構造が根本的に変わるのは必至の状態です。

一方で前述の、平成24（２０１２）年度に内閣府が行なった「高齢者の健康に関する意識調査」の結果があります。全国55歳以上の男女３０００人を対象に行ない、１９１９人が回答しました。

まず「万一、あなたが治る見込みがない病気になった場合、最期はどこで迎えたいですか」という問いの回答は、次のような集計が出ています。

自宅　54・6%　子どもの家　0・7%　兄弟姉妹など親戚の家　0・4%
病院などの医療施設　27・7%　特別養護老人ホームなどの福祉施設　4・5%
高齢者向けのケア付き住宅　4・1%　わからない　0・6%　その他　1・1%

「子どもの家」や「兄弟姉妹など親戚の家」と答えた人は、肉親に看取られたいということでしょうか。もしそうであれば自宅と合わせ、55・7%を「肉親のもとで」とひとくくりにもできそうです。

また右の回答で「自宅」と答えた人を男女に分けて見てみると、男性62・4%、女性48・2%で男性のほうが多くなっています。

次に「万一、あなたの配偶者が治る見込みがない病気になった場合、最期をどこで迎えさせてあげたいですか」という問いに対しては、「自宅」が57・7%、「病院などの医療機関」が28・0%でした。「自宅」と答えた人は男性が59・9%、女性が55・3%です。

介護についても統計をとっています。「もし仮に、あなたの身体が虚弱になって、日常生活を送る上で、排泄等の介護が必要になった場合、どこで介護を受けたいですか」という問いに34・9％が「自宅」と答え、こちらも2位の「病院などの医療機関」20・0％を上回っています。「自宅」は男女とも1位ですが、男性が42・0％、女性が29・1％と開きがあります。

同じく「もし仮に、あなたの配偶者のお身体が虚弱になって、日常生活を送る上で、排泄等の介護が必要な状態になった場合、どこで介護を受けさせたいですか」には「自宅」45・4％、「病院などの医療機関」18・5％という結果が出ていますが、この回答のみ男女別の数字は不明です。

これらの結果からわかるのは、自分についても配偶者についても、「自宅で最期を迎えられたら」「自宅で介護を受けられたら」と思っている人が最も多いということです。

そして自分のこと以上に、配偶者に自宅で最期を迎えたり、介護を受けたりさせてあげたいと思っている人が多く、男女別の答えが出ているものに限っていえば、いずれも男性のほうが自宅志向が強い傾向にあります。

私が診ている在宅療養の患家でも、患者の介護や看取りを中心になって担当する家族は、妻や娘など女性が圧倒的多数を占めています。女性のほうが「自宅で介護や看取りをするのは大変なこと」と予測し、夫や子どもに「負担をかけたくない」と思っているのかもしれません。ここでも女性のより現実的な視点がうかがわれます。

自宅で看取られる人の数は微増にとどまっている

では実際に、日本人が亡くなる場所はどこが多いのでしょうか。

厚生労働省の「人口動態調査」に、死亡の場所に関する統計があります。そのうちの「死亡の場所別にみた年次死亡数百分率」によると、統計をとり始めた1951年には1位の「自宅」が82・5%、2位の「病院」が9・1%でしたが、最新の2015年は1位が「病院」の74・6%、2位の「自宅」が12・7%と見事に逆転しています。

ちなみに病院より施設の規模が小さい「診療所」は、1951年が2・6%、2015年が2・0%です。最大値を示したのが1973年と1974年の5・0%ですから、自宅や病院に比べるとあまり変動がありません。

この統計結果は、戦後の高度成長期時代から病床数の多い総合病院が各地で増加し、国民が設備の充実した病院で最善の治療を受けたあと亡くなるようになったことを示唆すると思われます。


しかし一方で、厚生労働省は医療経済研究機構の「要介護高齢者の終末期における医療に関する研究報告書」を出典としてフランス、スウェーデン、オランダと比較を試みています。2000年時点の日本の「死亡の場所」は「病院」が81・0％で「自宅」が13・9％なのに対し、フランスは「病院」24・2％「自宅」58・1％、スウェーデンは「病院」20％「自宅」42％、オランダは「病院」31・0％「自宅」35・3％を示し、このことから「国際的にみて、日本は病院での死亡率が高い」と分析しているのです。

このことから「日本は病院で亡くなる率が急増した、だが他国と比べると、病院で亡くなる率が高すぎる状態になった」という現状が導き出されます。

厚生労働省はこうした現状を踏まえ、在宅医療の普及と増進に力を入れています。ただ、もう少し踏み込んで見ると、在宅医療を普及させるための環境はまだまだ整っていません。たとえば、厚生労働省保険局医療課の調べによると、在宅療養支援診療所は新設された2006年の届け出数が約9000軒を数え、2013年には約1万3000軒と増加傾向にあります。規模の大きい在宅療養支援病院は統計をとり始めた2008年には10軒以下でしたが、5年後の2013年には約870軒まで増加しました。

いずれも患者数は1~9人が最も多いものの、当クリニックのように100人を超える診療所・病院も約10％を占めています。患者・家族を最も近い場所で支援するヘルスケアチームのなかでも、訪問診療医に限っていえば、看取りやそこへ繋がる在宅療養生活の受け入れ態勢は、この10年間でだいぶ整ってきたといえます。

しかし前掲の「死亡の場所別にみた年次死亡数百分率」の元になった人数の数字を見ると、自宅で亡くなった人の数は2006年が13万1854人（12・2％）なのに対し、2015年は16万3973人（12・7％）と3万人強しか増えていません。

死亡総数は約108万人から約129万人に増えています。それに呼応して病院で亡くなる人も約86万人から約96万人に増えましたが、場所別の率を見ると79・7%から74・6%と、確かに減っています。

死亡場所として増えているのは、実は「老人ホーム」です。統計をとり始めた1995年の約1万4000人（1・5%）から、2006年に約2万5000人（2・3%）、2015年に約8万人（6・3%）と増加しています。

訪問診療医あるいは在宅療養支援診療所・病院が制度として新設されただけでは、自宅で看取られる人の数を増やすことはできないのです。もっと大きな問題を抱えた現実がここにあります。

私も在宅の療養や看取りを希望する人の多さは痛感しますし、できれば全員の希望に沿いたいと思っています。しかし高齢者や緩和ケアの人たちが利用する意味での「一般の在宅医療」は、今後ますます需要が高まっていくかというと、「その前に、環境を整備する必要がある」と考えています。

在宅医療の社会的ニーズを考える　②小児在宅医療

小児在宅医療の存在や重要性を知っている読者は、おそらくとても少ないだろうと思います。「在宅医療」は医療行為ですから、対象は定期的な診療が必要な人たちです。もちろん小児在宅医療もそのうちに入り、主に人工呼吸器、気管切開、経管栄養などの医療ケアを受けている患児が対象になっています。

小児在宅医療を必要とする患児は年々、増加の傾向にあります。本項はその話から始めることにしましょう。

少子化で小児科を廃止する病院が増えている一方、医学の進歩とともに、新生児の死亡率は急速に低下しました。早産児や低出生体重児などのいわゆる未熟児も、出生前の診断技術の進歩や、出生直後から加療できるＮＩＣＵ（新生児集中治療室）の開発などにより、高い確率で命を助けられるようになったのです。

出生体重が１５００ｇでも元気に育つ児はたくさんいますが、ＮＩＣＵからなかなか出られない児もいます。NICUに1年以上もいなければならなかった患児の多くは、その後も生きていくために医療の力が必要です。新生児期は大丈夫だったが、その後てんかんを発症したり、髄膜炎や脳症になり集中治療が必要になる患児もいます。そういう子どもたちは急性期を乗り越えても、のちのちまで慢性疾患を抱えることになるのです。

たとえば重度の肢体不自由のため自力で歩けず、かつ重度の知的障害で話すことのできない患児を「重症心身障害児」といいます。同じような障害をもつ児は以前にもいましたが、救命技術の進歩で人数が増加したあと、児童福祉の行政上の措置を行なうために、新たにこの呼び名が定義されました。

重症心身障害児のなかでも、人工呼吸器などによって呼吸を管理し、経管栄養などによって食事機能を補う必要がある場合は「超重症児（超重症心身障害児）」とされます。

重症心身障害児のほかにも、歩いたり話したりすることはできるけれど、呼吸管理や食事は経管栄養で行なっている児、短腸症候群で中心静脈栄養をしている児などもいます。

そうした医療機器（医療デバイス）を使って生きている患児たちは、退院後も定期的に診療を受けなければなりません。埼玉医科大学総合医療センターの小児科小児在宅医療支援グループによる調査では、NICUに1年以上入院した患児のうち、人工呼吸器管理の状態で退院する患児は年間約150人にのぼります。そのほとんどは退院後、自宅で療養生活を送ることになります。お父さんやお母さんなど家族が病院医療を希望しても、受け入れてくれる病院や施設がきわめて少ないのが実状です。

小児在宅医療が必要な患児は、家で生活するなら24時間、ずっと誰かがそばに付き添わなければなりません。医療機器の管理・保全も、慣れないうちは強い緊張感を伴います。そのため、早急に小児在宅医療を整備することの重要性が論じられるようになったのです。

対象となる患児の数は、正確な統計は出ていません。推計では約2万～2万5000人といわれていますが、このなかには成人後の患者が含まれないため、実際にはさらに多くの人数が在宅医療を求めていると思われます。

新生児医療の技術が著しく発達し始めたのは、今から30年ほど前です。そのころに生まれた世代は成長期を終え、体力や身体機能に衰えが出てくる年齢に差しかかりました。

重症心身障害児は歩行困難や知的障害があっても、これと言った内服薬がなく人工呼吸器など医療機器を使っていなければ月1回の外来受診は不要です。しかし体力の低下が体調に影響を及ぼしやすく、新たに呼吸器管理や経管栄養を始めなくてはならない場合もあるのです。

私のクリニックは現在、約140名の患者に訪問診療を提供しています。そのうち約80名が一般の在宅医療患者であり、残りの約60名のうち30名が小児在宅医療の患児、30名が成人した重症心身障害者です。訪問診療エリアは診療所のある横浜市瀬谷区内ですが、小児の訪問診療医が付近にいないため、小児とその成人患者は瀬谷区の南側の泉区と、同じく東側の旭区にも範囲を拡げて訪問しています。

小児在宅医療の普及が遅れている理由

小児在宅医療の推進がなぜ遅れているかというと、主にふたつの理由があると思います。

まず小児在宅医療の訪問診療医は、小児科の知識と診療経験が求められます。子どもは成長期の途上にあるため、体質や病態が大人より変わりやすいのが特徴です。

そのうえ患児は各種の医療機器を使っています。概して一般の在宅医療患者より医療依存度が高く、機器の使用に関する知識と経験も求められます。

訪問診療医に小児科の診療経験がないときは、病院の小児科主治医との2人体制で取り組む場合もあります。現場と司令塔のように相互の仕事を補完できますが、患児の変化や家族の要望に対応するためには緊密な連携が必要になります。

これらは訪問診療医の質に関する問題点ですが、さらに大きな問題は、小児在宅医療を支えるための社会的な仕組みが、一般の在宅医療に比べていまだ整っていないことにあります。

第2章で「ICCCフレームワーク（慢性疾患の管理でよい結果を得るための枠組み）」に当てはめたように、小児在宅医療をマクロレベルで支える「政策」は健康保険法（医療保険）、児童福祉法、障害者総合支援法という3つの法律です。一般の在宅医療と異なるのは、ここに介護保険法が入っていません。

介護保険が適用されないことにより、ミクロレベルの「地域のパートナー」にケアマネジャー（介護支援専門員）が存在しません。ケアマネジャーがいれば毎月1回は患家を訪れ、訪問看護のコーディネートや、医師を含めた「ヘルスケアチーム」の連携などで家族を支援してくれます。

実はケアマネジャーの代わりに、障害者総合支援法と児童福祉法に基づく「相談支援専門員」という役割が存在するのですが、こちらの訪問は半年～1年に1回であり、ほとんどの場合コーディネートや連携にもタッチしません。患者・家族の「パートナー」というほど機能していないため、フレームワークからは除外しました。

また医療と福祉が乖離して、患者や家族の現実にそぐわないことも問題といえるでしょう。

たとえば「呼吸管理や食事機能は医療機器で行っているが、歩いたり話したりすることは自力できる」という児がいます。医療機器に依存しているので間違いなく福祉の対象だろうと思うのですが、障害福祉制度上では「障害がない」と見做され、さまざまな福祉サービスが受けられなくなってしまいます。「病気の児は病院以外にいないはず、だから自宅にいる児は福祉の対象外」という考え方なのです。

ほかにも障害者総合支援法と児童福祉法には、改善すべき課題が山積しています。子どもを守るためにつくられた制度であり、法律であるはずなのに、あたかも「障害児と家族がズルをしないように」と監視を張り巡らせているかに見えるときもあります。

そもそも小児対象の在宅医療は、成人対象の一般的な在宅医療に比べて、社会的な認知が皆無に近い状態ではないでしょうか。対象となる患者の数も病態の範囲も大きな差があるので致し方ないのかもしれませんが、現場の人間のひとりとして「困っている患者と家族が大勢いる」ということは、できる限り社会に向かって発信していきたいと考えています。

3年ほど前から、このような小児在宅医療の現状を見直し、現実に即した仕組みに改変していこうという試みが始まっています。

在宅高齢者のための地域包括ケアシステム

２０１４年の『流行語大賞』に「２０２５年問題」という言葉がノミネートされました。団塊の世代およそ８００万人が75歳を超えて後期高齢者になる２０２５年以降、日本は医療費や介護費のさらなる増加が見込まれています。その２０２５年を目処に、地域の包括的な支援・サービスの提供体制を構築し、高齢者が住み慣れた地域で人生を全うできる社会を目指そうというのが「地域包括ケアシステム」の構想です。

形態としてはＩＣＣＣフレームワークに似ているかもしれません。当事者を取り巻く環境を考え、それらの連携で高齢者を支え、超高齢社会を豊かで暮らしやすいものにすることを目指しています。

具体的に見てみましょう。

地域包括システムは、２０１３年３月の「地域包括ケア研究会」の報告によれば次の５

つの構成要素にしています。

5つの構成要素

(1)【医療＋看護】
(2)【介護＋リハビリテーション】
(3)【予防＋保健】
(4)【生活支援＋福祉サービス】
(5)【すまい＋すまい方】

(1)〜(3)は、その人のニーズに合わせて選ぶ専門的なサービスの種類です。これらは決してバラバラではなく「有機的に連携し、一体的に提供」されるものとしています。
(1)〜(3)の背景にあるのが(4)の【生活支援＋福祉サービス】です。「心身の能力の低下、経済的理由、家族関係の変化などでも尊厳ある生活が継続できるよう生活支援を行う」「生活支援には、食事の準備など、サービス化できる支援から、近隣住民の声かけや見守りなどのインフォーマルな支援まで幅広く、担い手も多様。生活困窮者などには、福祉サービスとしての提供も」としています。

そして(5)の【すまい＋すまい方】は、「生活の基盤として必要な住まいが整備され、本人の希望と経済力にかなった住まい方が確保されていることが地域包括ケアシステムの前提」と書き、また「高齢者のプライバシーと尊厳が充分に守られた住環境が必要」としています。

これら5つの要素を受ける形で【本人・家族の選択と心構え】という項目があります。「単身・高齢者のみ世帯が主流になる中で、在宅生活を選択することの意味を、本人家族が理解し、そのための心構えを持っていることが重要」としています。

このようにすまい・医療・介護・予防・生活支援が一体となった形で高齢者を支えていこうとする地域包括ケアシステムは、都道府県や市町村などの自治体が地域の自主性や主体性、地域の特性に応じて自由に形をつくり上げていきます。

言い換えれば、高齢者が地域全体に見守られて自宅で生活できるような環境を整え、今後さらに増えていく高齢者の医療や介護への需要を少なくして、団塊世代が後期高齢者になる２０２５年以降に備えようというものです。今後、各自治体で具体的なシステム構築が進められることになります。

たとえば東京都世田谷区は、５つの要素をバランスよく取り入れた「世田谷らしい地域包括ケアシステム」の構築を標榜しています。

地域包括ケア構築へ向けた東京都世田谷区の取り組み

⑴ 医療　在宅医療の充実に向けた連携体制づくり
◆福祉と医療の顔のみえる関係づくり、情報の共有化
◆世田谷区医療連携推進協議会を中心に推進
⑵ 介護　安心できる高齢者の在宅生活の実現

◆定期巡回・随時対応型訪問介護看護を区内全域で提供できる体制を確保

(3)予防　高齢者の居場所と出番の創出（モデル事業による新たな介護予防の取り組み）

◆地域包括支援センターによる社会資源を活用した高齢者の居場所づくり（喫茶店・大学等の活用）

◆中高年層ボランティアの活動促進（買い物支援等）

◆リハビリ職等専門職による訪問で生活機能低下に対応

(4)住まい　社会資源の有効活用による低所得高齢者等の居住の場の確保

◆区立高齢者センターを民営化し、デイサービス・ショートステイに併設した都市型軽費老人ホームをオープン

◆都営住宅建て替え跡地に整備される特養への都市型軽費老人ホームの併設

(5)公的サービス以外の地域活動・資源の活用

◆地域資源（空き家・空き部屋等）をうまく活用した地域活動（サロンやミニデイ等）の拠点整備
◆生活支援サービス（ふれあいサービス事業）や住民ボランティアの立ち上げ・運営支援

世田谷区は厚生労働省の指針どおり、2025年の完成を視野に入れてケアシステムの構築に取り組んでいます。特筆すべきは2014年、高齢者のほか障害者、子育て家庭、生きづらさを抱えた若者、生活困窮者などに対象を広げた独自の方針に基づいて促進を続けていることです。また支援を必要とする人だけでなく、区民が幅広く参加できる地域活動や資源活用を設けているのも注目されます。できれば在宅の高齢者や障害者が地域に溶け込み、周囲の人々と日常的な〝ご近所づきあい〟が始まるような環境が理想的です。

小児等在宅医療連携拠点事業のモデル県として

地域包括ケアシステムは、地域全体で高齢者を支援するために考えられた仕組みです。

しかし小児在宅医療の現場でも、地域包括ケアシステムに小児の場合を当てはめて検討を試みています。

はっきりわかるのは、やはりまずケアマネジャーのようなコーディネーターの不在です。各種の施設や各種の職種を連携させ、患者や家族がスムーズに動けるようにアシストできる存在がいないのです。そして福祉と医療、さらに小児には欠かせない学校・教育機関なども、それぞれ別個のルールのなかで動いています。地域包括ケアシステムのなかに当てはめて考えることは、小児在宅医療のフィールドが未整備であることを際立たせてしまいました。

厚生労働省は平成25（2013）年度と26（2014）年度、「小児等在宅医療連携拠点事業」を実施しました。群馬県・埼玉県・千葉県・東京都・神奈川県・長野県・三重県・福岡県・長崎県の9都県をモデル地域に選定し、次のような事業実施の目的と概要を掲げました。

小児等在宅医療連携拠点事業の目的・概要

◆小児等在宅医療を担う医療機関を拡充（診療所、訪問看護、医療型短期入所施設など）
◆地域における医療・福祉・教育の連携体制の構築
◆医療と連携した福祉サービスを提供できるコーディネータ機能の確立

事業は各都県の実像に合わせて医療と福祉の連携体制を構築したり、相互支援体制の整備事業などを業者に委託したりして、行政がそれを支えるという形で取り組みを実施しました。それにより、患児や家族が安心して在宅療養に移行できるようなモデルを全国に提示することも目的のひとつでした。

また小児在宅患者の実態を把握することの必要性や、患児や家族を支援するためのシステム整備の必要性などを、９都県の人々が理解できる形で提示したいという期待もありました。文書は「背景・課題」として、重度の医療的ケアを要する小児は、ＮＩＣＵなどを退院して在宅療養生活に入る場合、「特有の課題に対応する体制整備が必要」と記しています。

このモデル事業で、神奈川県の拠点に選ばれたのは神奈川県立こども医療センターです。私が在宅療養支援診療所を開く直前に、最後に勤務してお世話になっていたこども病院です。

平成27（2015）年3月、国立成育医療研究センターは「平成26年度　小児等在宅医療連携拠点事業　最終報告書」をまとめました。そのなかから、神奈川県立こども医療センターに関する部分を、本事業の結果報告例として見てみましょう。

まず【うまくいった点】として、

（1）退院後の訪問看護ステーション支援

を挙げています。こども医療センターが実施した退院後の訪問看護ステーション支援により、患者・家族および看護ステーションの不安が軽減されました。また、

（2）支援者向け相談窓口の設置

は、こども医療センターが県内の関係機関から「専門的な相談ができる機関」として認

知され、技術支援だけでなく、在宅医療全般の相談に応じてきたことに触れています。

次に【改善すべき点】としては、

（1）小児の全数把握の調査

（2）医療機関等の資源や課題把握のためのアンケート

の2点を挙げています。

特に小児患者数の把握の調査は神奈川県国民健康保険団体連合会および社会保険診療報酬支払基金の協力を得て実施したものの、「全数を把握するための有効な手段の確立」と「患者の具体的な医療ケアの把握が困難」という2点が課題として残ったといいます。

報告書の経過説明からもう少し詳しく追うと、小児患者の分布が多かったのは横浜南部、相模原、川崎北部だったそうです。そしてその要因は「人口規模から元々患者数が多い」ということと、「多数の小児の受入れを行う病院がある地域」だということを指摘しています。

横浜南部にある病院はすなわち、横浜市南区のこども医療センターです。高度な医療技術をもつ病院の近くに住む生活は、患家の安心につながるということがよくわかります。

そして【これから小児等在宅医療に取り組む都道府県や医療機関に対する助言】のなかで、次のことに触れています。

《まず、在宅療養児支援に携わる医療者は、自分たちと社会の認識がずれている事を理解して、こうした患者と医療形態が存在する事を社会に広報していく必要と義務がある。また福祉従事者の意識は一般社会に近く「医療は触れがたいもの」と感じているため、医療側から福祉領域に歩み寄らないかぎりは、協働して支援体制を構築して行く事は難しいと感じた。特に「障害者総合支援法」における制度・サービスを利用できるようにするための「相談支援事業」を、医療ケア度の高い在宅療養児にも開かれたものにする仕事は急務である。》

いずれも、現場の感触に近い結論だと思います。

神奈川県は、この厚生労働省による小児等在宅医療連携拠点事業が終了したあとも、県の独自事業として取り組みを続けています。小児在宅医療は福祉や教育と連携しながら、自治体レベルで支援していく体制を構築することが重要です。

ようやく始まった在宅医療の人材育成事業

2025年までに地域包括ケアシステムの構築を目指す一方、厚生労働省は在宅医療に関わるリーダー的な人材の養成にも取り組み始めました。

平成27(2015)年度にスタートした「在宅医療ハイレベル人材養成事業」は、「高齢者に対する在宅医療」と「小児等に対する在宅医療」の2分野を設定した点で画期的です。前項の小児等在宅医療連携拠点事業などにより、小児在宅医療の専門性が認知されてきたことをうかがわせます。

この在宅医療ハイレベル人材養成事業はリーダーや講師になり得る人材を養成するものであり、そうした人材が各地域において、在宅医療の現場で診療にあたる人材を育成していくという形で在宅医療のさらなる推進を目指しています。

特に小児在宅医療では小児等在宅医療連携拠点事業の成果を全国に普及させるという観点から、養成したリーダーを都道府県や市町村の自治体に紹介し、地域の小児在宅医療の環境整備において中心的な活動を任せることも視野に入れています。その活動範囲が全国に広がれば、リーダー・講師を通して自治体間の連携もとれるようになるかもしれません。

このハイレベル人材養成事業は平成28年度つまり今年度も続けられ、一般在宅医療、小児在宅医療に加え、訪問看護の領域を担うハイレベル人材の養成プログラムも始まりました。患者や家族にとって安心で快適な在宅療養生活が実現できるよう支援するには、医師ばかりでなく、訪問看護師の存在も大きな役割を占めます。事業の成果で医療現場にも新しい人材が増えるときを待ちたいものです。

在宅医療にとって本当に必要なものは何か

近い将来、人材育成事業で多くの優秀な訪問診療医や訪問看護師が在宅医療に携わるようになり、地域包括ケアシステムで自治体ぐるみのバックアップ体制が整い、ではそれで在宅医療がますます需要を伸ばしていくかというと、私はまだ足りないものがある気がしてなりません。懸念はもっと患家の生活に密着したところにあります。「隣家やご近所さんは、患家に協力してくれるだろうか」という不安です。

「遠くの親戚より近くの他人」ではありませんが、在宅医療を受けている患家にとっては何かあったとき、すぐに駆けつけられる距離に支援者がいれば大きな安心材料になります。逆に誰もいなければ、不安と孤立感が増幅します。家族の人数が少ない患家ほど、ご近所づきあいが希薄に見えるのは気のせいでしょうか。

あるとき、高齢の男性患者とふたり暮らしの娘さんから「父がベッドから落ちてしまった」と電話がありました。その患者はねたきりで寝返りをするのがやっとで、娘さんは抱きかかえてベッドに上がらせようとしたけれど「重たくて無理だった」と言います。

近所にちょっと買い物に出た間のことで、冬なのでフローリングの床が体を冷やしており、娘さんは「低体温症になるのでは」とひどく慌てている様子でした。

定期訪問する診療の時間が運よく空いていたので車で駆けつけ、ふたりで患者をベッドの上に運びました。娘さんは「こんな用で先生をお呼びしてしまって……」と謝りながら、隣近所とおつきあいはあるけれど、こういうとき気安く頼めるほど親しくはないのでと説明してくれました。

定期診療のときにたまたま電球が切れていたのでつけ替えたとか、鍵がかからなくなっていたので専門業者を呼んだというようなことは時々あります。今は24時間365日対応のパッケージプランで臨時でヘルパーを依頼することもできるサービスがありますが、そうでなければすぐには来てもらえません。

日中は娘さんが働きに出て、認知症のお父さんお母さんが鍵のかかった家で待っている患家もあります。徘徊はしたことがないし「ガスや火は使えないようにしてありますから」と娘さんは言いますが、娘さんが留守の間、両親は食事も水分もとらずに過ごしてしまいます。

訪問看護師や私が訪ねるとまず、お茶を入れてふたりに渡します。もしも規則正しく食事を摂ることができれば、格段に健康を取り戻せるのに、残念なことです。

テレビではお母さんが突然死して、障害のある子どもが同じ部屋で餓死していたなどという痛ましいニュースを伝えています。

近所の誰かが一日1回、「何か変わったことはない?」「ちゃんと食べてる?」と顔を出してくれるだけでいいのです。少子高齢化の時代が進み、独居や少人数の暮らしが増え続け、それを補う力をもつはずのコミュニティも欠如した今の世の中で、在宅療養中の患者や家族を支えることに危うさを感じるときがあります。

昭和のような古きよきご近所づきあいは、いくら望んでもおそらく過去のものなのでしょう。それに代わる何か効果的な対策はないかと、雲を摑むような頼りなさを感じつつ探し続けています。

「共助」「公助」の限界、「自助」「互助」の未来

地域包括ケアシステムの説明のなかで、「自助、互助、共助、公助」について触れられています。少し長くなりますが、池田省三氏の『介護保険論―福祉の解体と再生』(中央法規出版/2011年刊行)の44・45ページより抜粋させて頂きます。

「何か問題が発生して、解決が迫られた時、まず求められるのが本人の自助努力であることは言うまでもない。これに家族、友人、隣人などが手を差し伸べる、このインフォーマルな援助が互助である。自助、互助でカバーしきれない場合、システム化された自治組織が支援する。かつては、ヨーロッパにおいては教会、日本においてはムラ（村落共同体）などが大きな役割を果したが、工業化、都市化が進む中でいずれの機能も衰退し、代わって職域の自治組織によるセーフティネットが登場し、多くの国では社会保険という形態に収斂していった。これは行政とは区別された自治組織であり、共助と呼ぶべきシステムである。この共助システムに包括されない者、あるいはなお解決しえない場合のみに行政の保護、すなわち公助が発動する。」

具体的に説明すると

◆自助：自ら働いて、または自らの年金収入等により、自らの生活を支え、自らの健康は自ら維持すること（自費で一般的なサービスを購入することも含まれる）

◆互助：インフォーマルな相互扶助（近隣の助け合いやボランティア、家族による支援、

地域社会の支援）

◆共助：社会保険（介護保険、医療保険）のような制度化された相互扶助（細かく言うと、たとえば介護保険は1割自己負担、残りの保険給付分の負担は介護保険料と税で折半しているので、自助・共助・公助が交ざっている）

◆公助：自助、互助、共助では対応できない困窮等の状況に対し、所得や生活水準・家族状況等の受給要件を定めた上で必要な生活保障を行う社会福祉制度等（税による負担、生活保護など）

となります。

読者は、制度を整えていく活動は人ごとのように受け取られるかもしれません。今後、少子高齢化が進み税収が増えることが望めない状況で、共助と公助に関わる公的なサービスは財源的に限界があります。国、自治体などが主体的に行っている活動は、トップダウンになっており、現場からの自発的な活動性をあまり感じません。

近年、イギリス発のソーシャル・インパクト・ボンドという仕組みを使った活動が日本でも導入される可能性があります。これは「社会的課題の解決」と「行政コストの削減」を同時に目指す手法で、まず、民間資金で優れた社会事業を実施し、事前に合意された成果が達成された場合、行政が投資家に成功報酬を支払うという仕組みです。

この背景として、既存サービスでは未解決の社会的課題に対し効果の高い革新的なサービスを導入する必要性があること、行政の組織的な限界や現場からの距離・情報の不足、公正性や中立性の問題などが挙げられます。社会的課題として「就労支援」「介護予防」「児童養護」などが対象となることが多く、将来起こり得る問題を未然に防ぐ事業でなければならないとしています。現在日本で試みられているのは、里親制度を支援し施設で生活している子どもの数が減ることにより、行政が負担している費用を削減することを目的としているものなどがあります。

このような仕組みに見合うかどうかは置いておいて、このような姿勢で現場から行政に働きかける活動、あるいは共助や公助以外の自助や互助の範疇にあるような活動がこれからは重要だと思います。「人と人が繋がり、人と人が助け合うことを支援する」という視点で、「より自立するために満たされにくいニーズに手が届くようにするにはどうすればよいか」「人と人を結ぶ実践的な場を作り開かれたネットワークを構築するにはどうすればよいか」「わかりやすく、敷居の低い、目に見える活動が自然発生するにはどうすればよいか」といった命題に取り組む必要性を感じています。

たとえば、新聞配達の時間を、朝刊を10時ごろ夕刊を午後3時ごろに届け、夏は部屋が暑ければ配達員がエアコンを入れ一杯のお茶を勧めるという活動は、2~3分もあればできる比較的敷居の低い目に見える活動だと思います。訪問診療医やケアマネジャーが患者に新聞配達員を紹介し、患者に何かあれば連絡して貰うというようにします。これは人と人が繋がり、人が人を助けるのを後方で訪問診療医やケアマネジャーがサポートするということになります。新聞屋さんもこのようなサービスを始めれば新聞を取る人が増えて利益が上がります。

訪問診療は医療保険の枠組みのなかの活動です。生活保護の方の医療も扱っていますので、共助と公助の範疇になります。しかし、これからは地域とさらに密着して互助を後方から支援し、地域の経済活動と在宅医療や介護を結び付けていく自助の範疇にも積極的に関わって行かなければならないのではないかと、訪問診療の合間の車の中で目の前に見える街並みを眺めながら思いを巡らしています。

おわりに

第5章をまとめるとき厚生労働省の資料を見て、当クリニックの患者数が多いことに驚きました。「訪問診療を行う患者数別の在宅療養支援診療所数」というグラフでは患者数1～9人が約30％で最も多く、次いで10～19人が約16％、20～29人約10％と次第に下がっていくのです。患者が100人以上のところは約10％ありますが、当クリニックのように常勤医ひとり、非常勤医3人と小ぢんまりした診療所は少ないのではないでしょうか。

小児患者も多いことが理由に入ると思います。小児在宅医療の場合、一般の在宅医療より患家とのおつきあいが長くなります。現在は成人患者80名、小児患者60名で、気がついたらこの数になっていたという感じです。

単純計算で一日12軒を訪問すると考えると、節約できるのは移動時間です。少し前まで自分で車を運転しましたが、今は運転手さんに任せてカルテを読んだり、仮眠をとったりしています。

それでも遠方の患家を訪ねる日は、どうしても訪問軒数が少なくなってしまいます。忙しさが嫌になるのは、遠方の新規患者の依頼を断らなければならないときです。面談で病状や事情を聴き、距離と照らし合わせて「誰かほかの先生を探して紹介しようか」「無理を押しても受けるべきか」と逡巡を繰り返します。

そのうえ、若いつもりが私もそれなりの年齢になりました。7年前の開院当時は看護師の妻と無我夢中で診療の仕事をしましたが、子供が生まれて彼女は育児のあいまをぬって仕事を手伝うという状態で、今は「休めるときは、体を休めて」と看護師の目で心配したりします。

物欲、金銭欲、名誉欲、食欲、性欲、知識欲と、その人が何を実現したくて生きているかはまちまちです。私はやはり、人の役に立つことがモチベーションになります。少し口幅ったいですが、患者や家族の笑顔を見ると「この仕事でよかった」と感じ、患者や家族がつらく苦しい状況にあればあるほど「この人の笑顔が見たい」と思うのです。

実際、病院にいたころとは桁違いの感謝を返される仕事です。時々「病院では、患者さんのこんな嬉しそうな笑顔を見たことはなかったな」と思い出します。病院の医師は本音をぶつけられる機会も少ない代わりに、無防備な喜びは見せてもらえないのかもしれません。

在宅医療の現場の仕事を伝えたくて本書を著しましたが、一緒に働く訪問診療医がさらに増えれば、これ以上の喜びはありません。

地元の医大なので医者の友人が多く、公私ともに助けたり、助けられたりしてここまできました。しかしできれば、同じ喜びや苦しさを経験してあれこれ話せるような、仲間のような相手がいればこれほど嬉しいことはありません。決して楽な仕事とはいえませんが、人との深い関わりで心豊かに暮らせるのが訪問診療医なのです。

２０１６年吉日

大村在幸

大村 在幸（おおむら ありゆき）
神奈川県横浜市出身。神奈川県立希望ヶ丘高等学校卒業。平成10年に横浜市立大学医学部卒業後、内科、外科、救急・ICU、小児科医を経験。神奈川県立こども医療センター総合診療科医長となるまで勤務医としてキャリアを積み、平成21年にせや在宅クリニックを開業した。「こどもからお年寄りまで、病気や障がいのため在宅医療が必要な方の『かかりつけ医』として自宅へ訪問し医療を提供する」ことを理念として、地域に根ざした医療に取り組んでいる。

「病院」診療の限界
「訪問」診療の未来

二〇一六年一一月一四日 第一刷発行

著　者　大村 在幸
発行人　久保田貴幸
発行元　株式会社 幻冬舎メディアコンサルティング
〒一五一-〇〇五一 東京都渋谷区千駄ヶ谷四-九-七
電話〇三-五四一一-六四四〇（編集）
発売元　株式会社 幻冬舎
〒一五一-〇〇五一 東京都渋谷区千駄ヶ谷四-九-七
電話〇三-五四一一-六二二二（営業）
装　丁　幻冬舎メディアコンサルティング デザイン室
印刷・製本　シナノ書籍印刷株式会社

検印廃止

Printed in Japan ISBN978-4-344-99492-8 C0047
幻冬舎メディアコンサルティングＨＰ http://www.gentosha-mc.com/

経済

岩波新書/最新刊から

1653 **グローバル・ジャーナリズム**
―国際スクープの舞台裏―
澤 康臣 著
国境を越えて埋もれる悪を、いかに追い詰めていくか。調査報道の最前線にいる各国記者たちの素顔、取材秘技やネットワークに迫る。

1654 **モラルの起源**
―実験社会科学からの問い―
亀田達也 著
「群れ仕様」に進化してきたヒトの心。異なるモラルが衝突するグローバル社会にどう対応するか。文理の枠を越えた意欲作。

1655 **『レ・ミゼラブル』の世界**
西永良成 著
膨大な蘊蓄にこそ『レ・ミゼラブル』の魅力はある。伝記とともに作品の成立過程をたどり、大作に織り込まれたユゴーの思想を繙く。

1656 **作家的覚書**
髙村 薫 著
「図書」誌上での好評連載を中心に編む時評集。日本がルビコンを渡った決定的時期の覚書として、特別な意味をもつ一冊である。

1657 **ミクロ経済学入門の入門**
坂井豊貴 著
ミクロ経済学はシンプルで前提知識を要しない、非常に学びやすい学問だ。数式は使わず、コンパクトな図で説明する「入門の入門」。

1658 **日中漂流**
―グローバル・パワーはどこへ向かうか―
毛里和子 著
二一世紀の日中関係は転換期を迎えている。日本は、新たな大国と化した中国とどう向き合うのか。米中関係なども視野に入れ分析。

1659 **異才、発見！**
―枠を飛び出す子どもたち―
伊藤史織 著
「異才発掘プロジェクト」は、障害を理由に教育現場から疎外されてきた子どもの学びを応援してきた。本当の教育がいま、問われる。

1660 **正岡子規 人生のことば**
復本一郎 著
泣く、笑う、希む、識る、叱る、進む……。著作・書簡から人間味あふれる子規の言葉を紹介し、今を生きるヒントを見つけだす。

(2017.5)